JEJUM INTERMITENTE

Coma Certo E Fique Fino

(Guia Para Iniciantes Para Impulsionar Sua Saúde
E Vitalidade)

Jerry Britt

I0094069

Traduzido por Daniel Heath

Jerry Britt

Jejum Intermitente: Coma Certo E Fique Fino (Guia Para Iniciantes Para Impulsionar Sua Saúde E Vitalidade)

ISBN 978-1-989837-83-2

Termos e Condições

todos os direitos autorais não detidos pelo editor.

Aviso Legal:

Este livro é protegido por direitos autorais. Ele é designado exclusivamente para uso pessoal. Você não pode alterar, distribuir, vender, usar, citar ou parafrasear qualquer parte ou o conteúdo deste ebook sem o consentimento do autor ou proprietário dos direitos autorais. Ações legais poderão ser tomadas caso isso seja violado.

Termos de Responsabilidade:

Observe também que as informações contidas neste documento são apenas para fins educacionais e de entretenimento. Todo esforço foi feito para fornecer informações completas precisas, atualizadas e confiáveis. Nenhuma garantia de qualquer tipo é expressa ou mesmo implícita. Os leitores reconhecem que o autor não está envolvido na prestação de aconselhamento jurídico, financeiro, médico ou profissional.

Ao ler este documento, o leitor concorda que sob nenhuma circunstância somos responsáveis por quaisquer perdas, diretas ou indiretas, que venham a ocorrer como resultado do uso de informações contidas neste documento, incluindo, mas não limitado a, erros, omissões, ou imprecisões.

Índice

Parte 1

Introdução

A dieta 5: 2 é uma abordagem única e poderosa para a dieta que pode transformar sua saúde e o seu peso para sempre!

É um fenômeno moderno que está impressionando a nação com uma nova maneira de pensar sobre qual é o caminho certo para perder peso e fazer dieta.

Fomos ensinados a comer seis pequenas refeições por dia para perder peso, mas será esse o caminho certo para perder esses quilos indesejados?

Os benefícios do jejum para perda de peso e longevidade têm sido estudados por cientistas há anos. Eles pesquisaram uma forte correlação entre jejum intermitente e extensão de vida, melhor saúde e perda de peso.

De acordo com a dieta 5: 2, é importante permitir que o seu corpo durma de 6-8 horas para que ele comece a se reparar e, ao mesmo tempo, ativar os mecanismos de queima de gordura para ajudá-lo a perder peso. .

A dieta 5: 2 sugere comer o que você quiser 5 dias por semana e fazer um jejum modificado em 2 dias não consecutivos da semana.

5: 2 Diet Recipes segue o horário recomendado para o dia de fastfood do fundador da dieta 5: 2, Dr. Michael Mosley. Mosley perdeu 20 quilos de gordura em 3 meses na dieta 5: 2. Seus dias de jejum envolviam dividir suas 600 calorias distribuídas entre o café da manhã às 7 da manhã e o jantar às 7 da noite. Isso permitiu que ele recebesse dois períodos de 12 horas de jejum dentro de 24 horas.

5: 2 Diet Recipes oferece receitas rápidas, de 30 a 60 minutos café da manhã e janta para dias de jejum que são rápidas, fáceis e deliciosas. As contagens de calorias são incluídas em cada receita para que você possa planejar facilmente seus dias de jejum sem ter que se preocupar com a contagem excessiva de calorias.

Essas receitas são tão saborosas que você vai esquecer que está jejuando! Espero que você goste delas tanto quanto eu!

Capítulo 1 - O que é a dieta 5:2?

A dieta 5:2, ou dieta de jejum, é uma abordagem única para dieta que usa jejum intermitente para promover a perda de peso e uma melhora na saúde. Foi popularizada pelo Dr. Michael Mosley, um jornalista de televisão britânico, produtor, e apresentador de ciências.

Embora a dieta 5: 2 seja relativamente nova, o conceito de jejum e o estudo dos benefícios do jejum na saúde humana não são. Alguns dos principais cientistas do mundo estudam os tremendos benefícios para a saúde do jejum há 20 anos.

A dieta 5: 2 é única na medida em que desafia a nossa compreensão de qual é o caminho certo para fazer dieta. Fomos ensinados a acreditar que, para manter um estilo de vida saudável e perder peso da maneira certa, é importante comer regularmente (seis pequenas refeições por dia), evitar ficar com fome, consumir alimentos com baixo teor de gordura e exercitar-se por um mínimo de 30 minutos por dia.

A dieta 5: 2, por outro lado, diz a você para:

Jejuar em dois dias não consecutivos da semana, reduzindo a sua ingestão de calorias para cerca de um quarto do que é recomendado normalmente (500 calorias para mulheres, 600 calorias para homens)

Coma o que quiser durante 5 dias da semana

Faça um treino de alta intensidade por dez minutos, três vezes por semana, juntamente com algum treinamento de força.

Por que a dieta 5: 2 funciona?

O corpo humano foi projetado para jejuar

Os seres humanos evoluíram numa época em que a festa ou a fome eram a norma. Milhares de anos atrás, comer três a quatro refeições por dia era inédito. Naquela época, as pessoas matavam alguma coisa, comiam e depois não comiam nada até saírem de novo para caçar a próxima refeição.

Esse período intermediário de não comer fazia com que o corpo ficasse estressado em nível celular. Era um bom tipo de estresse, no entanto, que levava o corpo a entrar em um modo de reparação e manutenção que, finalmente, tornou o corpo mais saudável e mais resistente. Na ciência, isso é chamado de hormese.

Este processo é semelhante ao que acontece quando você se exercita. Músculos se rasgam e estressam, mas quando você se recupera, você se recupera muito mais forte do que antes de se exercitar.

A dieta 5: 2 funciona porque o jejum em dois dias não consecutivos provoca intencionalmente um bom stress no corpo e promove uma melhor saúde e perda de peso.

Você consome menos calorias

A dieta 5: 2 funciona porque você consome apenas um quarto de suas calorias diárias regulares, dois dias por semana.

De acordo com a física, isso significa que você deve perder cerca de um quilo de gordura por semana.

Quando você começa a dieta 5: 2, normalmente parece que perdeu mais de um quilo por semana porque está perdendo água.

Como você continua com a dieta, você pode esperar perder cerca de um quilo de gordura por semana sem perda muscular.

Não é uma "dieta" típica

A dieta 5: 2 funciona porque não envolve o receio habitual de "dieta", quando sabe que você tem oito semanas à sua frente para não comer nada além de folhas e palitos de cenoura.

Porque a dieta 5: 2 permite que você coma uma barra de chocolate se você quiser, na verdade, a sua tentação ensina lições. Além disso, aprender a comer boas fontes de proteína e legumes nos dias de jejum ajudará você a desejar alimentos saudáveis com mais frequência.

Exercícios de alta intensidade maximizam seus esforços

A eficácia dos exercícios de alta intensidade é um novo campo de estudo em evolução. Os cientistas estão mudando a visão atual do exercício, provando que apenas dez minutos de exercícios de alta intensidade por semana podem fazer uma diferença dramática.

Combinar um treino de alta intensidade com a dieta 5: 2 aumentará a eficácia da dieta de jejum.

Não há nada complicado nisso

A dieta 5: 2 é uma dieta simples, fácil de implementar, que não envolve regras desajeitadas e demoradas, contagem monótona de calorias ou privação.

É um estilo de vida

A dieta 5: 2 irá ajudá-lo a perder peso, mas seus benefícios para a saúde a longo prazo provavelmente o motivarão a se manter nela.

A dieta 5: 2 diminui o risco de várias doenças, incluindo doenças cardíacas, câncer e diabetes. Promove uma vida saudável, longa e energética.

Capítulo 2 - Por que a dieta 5: 2 foi criada?

A dieta 5: 2 foi criada pelo Dr. Michael Mosley, um médico geral britânico (não praticante). Mosley originalmente estudou medicina com a intenção de se tornar um psiquiatra, mas após a formatura mudou seu foco para a televisão.

Ele passou a produzir vários programas científicos para a BBC que cobriam uma ampla gama de tópicos, desde a neurociência até a perda de peso. Mosley é bem conhecido por seus programas que se concentram em medicina e biologia, particularmente sua série sobre o funcionamento do corpo humano, dentro do corpo humano.

Em 1995, a Associação Médica Britânica nomeou o Dr. Michael Mosley, Jornalista Médico do Ano.

Em 2012, o Dr. Mosley apareceu no documentário da BBC 2 Horizon, Eat, Fast, Live Longer, que teve uma enorme resposta global. Mais tarde, naquele ano, ele foi creditado com a popularização da dieta 5: 2.

Por que o Dr. Mosley desenvolveu a dieta 5: 2

Dois anos antes de popularizar a dieta 5: 2, Mosley foi ao médico para um exame de rotina, e foi inesperadamente diagnosticado com diabetes devido a seus níveis extremamente altos de açúcar no sangue. Ele também foi informado de que seu nível de colesterol estava muito alto e que ele tinha síndrome metabólica.

Embora ele não aparecesse com excesso de peso do lado de fora, ele era gordo por dentro com gordura visceral. A gordura visceral é armazenada na cavidade abdominal (estômago) em torno de importantes órgãos internos, como pâncreas, fígado e intestinos. Pode aumentar gravemente o risco de desenvolver doenças cardíacas e diabetes.

O médico de Mosley queria receitar-lhe medicamentos para tratar de suas doenças, mas Mosley recusou porque estava interessado em saber se havia uma maneira de curar sua doença sem medicamentos. Pouco depois de Mosley começar a pesquisar métodos alternativos de cura, ele se deparou com o conceito de jejum intermitente.

Com um grande interesse em auto-experimentação e testes de métodos de dieta que pareciam um pouco fora de mão, ele e o editor do ramo de ciências da BBC (Horizon) concordaram em fazer um filme no qual ele testaria um jejum intermitente para ver se poderia melhorar sua saúde.

No início, ele tentou o conselho de dieta regular que ele foi ensinado como um médico, mas não teve impacto significativo sobre sua saúde. Ele então começou uma dieta de restrição calórica que envolvia uma quantidade muito pequena de calorias todos os dias. Ele pessoalmente achou esse plano bastante difícil e quase impossível de manter.

Ele então mergulhou em jejum intermitente e começou a explorar as diferentes maneiras pelas quais o jejum intermitente poderia ser feito. Alguns métodos envolveram o jejum por 24 horas ou mais. Outros envolvidos comer uma refeição de baixa caloria uma vez a cada dois dias.

Depois de tentar vários métodos de jejum intermitente, Mosley concluiu que os métodos que ele tentava eram muito difíceis fisicamente, psicologicamente e socialmente, então ele começou a planejar seu próprio método de jejum intermitente.

A dieta rápida 5: 2 que Mosley projetou baseou-se em vários métodos diferentes de jejum intermitente.

Ele decidiu comer normalmente por cinco dos sete dias e depois fazer um jejum modificado em dois dias não consecutivos, reduzindo sua ingestão calórica nos dias de jejum para um quarto de suas calorias diárias habituais.

Dr. Mosley escolheu jejuar às segundas e quintas-feiras porque foi inspirado pelo profeta Maomé, que disse a seus seguidores que jejuassem não apenas mensalmente pelo Ramadã, mas também que cortassem suas calorias por dois dias por semana, especificamente às segundas e quintas-feiras. .

Ele seguiu o que ele chamou de dieta 5: 2 por cerca de 3 meses e perdeu cerca de 20 quilos de gordura. Sua gordura corporal diminuiu de 28% para 20%, sua glicose sanguínea voltou ao normal, seu colesterol diminuiu e sua pressão sanguínea melhorou.

Seu programa Eat, Fast, Live Longer documentou suas experiências de transformar sua saúde ao ar no verão de 2012. Ele foi extremamente bem recebido e imediatamente começou a popularizar a dieta 5: 2.

Capítulo 3 - Café da manhã - Receitas de 30 minutos para dias de jejum

Receitas de café da manhã de menos de 500 calorias
Lembre-se de se manter bem hidratado neste dia bebendo a quantidade de água, chá preto e café preto que você quiser.
Dieta 5:2 para iniciantes

Assado de abobrinha e tomate com Ovos e Manjericão
196 calorias por porção
2 porções
Ingredientes
Ovos ... 2
Abobrinha... ..2 grandes, cortadas em pedaços
Tomate cereja... 200 gramas, divididos pela metade
Alho ..... 2 dentes esmagados
Azeite de oliva... ..1 colher de sopa
Manjericão fresco... ..picado, para servir
Sal e pimenta
instruções
Aqueça o azeite em uma panela antiaderente e adicione a abobrinha. Frite

por cerca de 5 minutos até que a abobrinha esteja macia. Adicione os tomates, alho, sal e pimenta e mexa. Cozinhe por alguns minutos.

Faça dois buracos na mistura e quebre os ovos dentro dos buracos. Cubra a panela e cozinhe até que os ovos estejam prontos, cerca de 3 minutos.

Cubra com manjericão fresco e sirva.

Informação nutricional

Calorias...		.196
Carboidratos...	..7	gramas
Proteínas...	..12	gramas
Gorduras...	..13	gramas
Fibras...	..3	gramas
Açúcar	... 6	gramas
Sal	 0,25	gramas

Ninho de Ovos de Cogumelos e Espinafres Portobello

127 calorias por porção

4 porções

Ingredientes

Cogumelos Portobello... ..4 grandes

Folhas de espinafre... 200 gramas

Tomates... ..8 cortados ao meio

Ovos... ..4

Alho ... 3 dentes

Azeite de oliva... ..2 colheres de sopa

Sal e pimenta

Instruções

Pré-aqueça o forno a 200 graus.Coloque os cogumelos e os tomates em quatro pratos no forno. Divida o alho e tempere entre os pratos, regue com azeite e tempere com sal e pimenta. Asse por 10 minutos.Coloque o espinafre em uma peneira e despeje a água fervida sobre ele para murchar as folhas de espinafre. Esprema o excesso de água e adicione o espinafre a cada um dos quatro pratos.Faça um ninho na mistura de cada prato e quebre um ovo nele. Volte ao forno e cozinhe por 8 minutos. Sirva.

Informação nutricional
Calorias... .127
Carboidratos... ..5 gramas
Proteína... ..9 gramas
Gordura ... 8 gramas
Fibra... ..3 gramas
Açúcar ... 5 gramas
Sal ..... 0,4 gramas

Omelete cremoso de cogumelos e manjericão

196 calorias por porção

2 porções

Ingredientes

Cogumelos Shiitake... 300 gramas, fatiados

Ovos ...

Tomates... ..2 cortados ao meio

Creemchease com baixo teor de gordura...
..2 colheres de sopa

Folhas de manjericão fresco... 1 colher de sopa

Cebolinha fresca... ..1 colher de sopa

Manteiga sem sal ... 1 colher de chá

Água... ..plash

Sal e pimenta

instruções

Ligue o forno. Coloque os tomates sob uma assadeira em um pedaço de papel-alumínio, girando ocasionalmente. Quando os tomates estiverem grelhados, retire-os do fogo.

Misture os ovos, cebolinha, água, sal e pimenta em uma tigela.

Aqueça uma panela em fogo médio e adicione manteiga a ela. Adicione os cogumelos e cozinhe por 5 minutos até ficar macio. Retire da panela, cubra e reserve. Deixe a panela no fogo.

Adicione a mistura de ovos à panela quente e mexa até que os ovos estejam parcialmente prontos. Adicione os cogumelos, cream cheese e manjericão a metade da omelete. Dobre a omelete e sirva.

Informação nutricional

Calorias... .196

Carboidratos... ..4 gramas

Proteína... ..14 gramas

Gordura... ..14 gramas

Fibra... ..3 gramas

Açúcar ... 4 gramas

Sal... ..0.5 gramas

Mingau de maçã com sementes de linhaça

236 calorias por porção

4 porções

Ingredientes

Aveia aveia ... 100 gramas

Leite desnatado... ..500 ml

Iogurte grego simples ... 150 ml

Maçãs de gala... ..2 descascadas e raladas

Canela moída... 1/2 colher de chá, mais extra para cobertura

Sementes de linhaça... ..2 colheres de sopa

Querida ... para regar em cima

instruções

Em uma panela média, adicione o leite, aveia, canela, maçã e mexa. Deixe ferver, em seguida, abaixe o fogo e cozinhe por 4 minutos mexendo sempre.

Adicione as sementes de linhaça e divida a mistura em quatro tigelas.

Cubra cada um com iogurte, mel e canela. Servir.

Informação nutricional

Calorias... .236

Carboidratos... ..29 gramas

Proteína... ..12 gramas

Gordura... 6 gramas
Fibra... ..6 gramas
Açúcar ... 15 gramas
Sal ..... 0,2 gramas

Capítulo 4 - Receitas de Jantar de 30 minutos para dias de jejum

Receitas de jantar com menos de 500 calorias

Dieta 5: 2 para iniciantes

"O trabalho do jejum é fornecer ao corpo o ambiente ideal para realizar seu trabalho de cura.

Joel Fuhrman, M.D.

Salmão deumado e Camarão com CrèmeFraîche e Vinagrete de Mel e Limão

266 calorias por porção

2 porções

Ingredientes

Salmão defumado... ..4 fatias

Camarões cozidos... 10 grandes descascados com cauda

Rábano... ..1 colher de chá

CrèmeFraîche... ..1 colher de sopa

Para a salada:

Alface verde frondosa... 2 punhados

Gengibre fresco... 1/2 colher de chá ralado

Suco e raspas de ½ cal

Mel ... 1 colher de chá

Azeite... 4 colheres de sopa

Sal e pimenta
instruções
Combine o rábano, o crèmefraîche, o sal e
a pimenta.

Para o molho, bata as raspas de limão,
suco de limão, gengibre, mel, sal, pimenta
e azeite juntos.

Misture molho com a alface e coloque em
um prato de servir. Regue o molho
restante no topo e em volta do prato.

Coloque os camarões e salmão defumado
em cima da alface e, em seguida, regue a
mistura de rábano em cima da carne.

Servir.

Informação nutricional

Calorias...

Carboidratos... ..4 gramas

Proteína... ..25 gramas

Gordura... ..17 gramas

Fibra... ..0 gramas

Açucar... 3 gramas

Sal... 0,34 gramas

Bifes de atum com molho de tomate e pepino

271 calorias por porção

4 porções

Ingredientes

Bifes de atum... 4 - 5 onças cada

Azeite... 3 colheres de sopa

Para o molho:

Tomate ... 1 médio, picado

Cebolinha ... picada

Pepino ... 1/2 sem sementes e finamente picado

Salsa fresca... ..2 colheres de sopa picadas

Limão ... 1 colher de sopa de suco de limão

Pimentão vermelho... 1/2 grande semeado e picado

Azeite de oliva... 6 colheres de sopa

Sal e pimenta

instruções

Coloque os bifes de atum e 3 colheres de sopa de azeite juntos em um saco Ziploc e esfregue juntos. Deixe de lado.

Para o molho, misture todos os ingredientes em uma tigela e misture. Reserve.

Aqueça as restantes 3 colheres de sopa de azeite em uma panela e cozinhe os bifes por 2 minutos por lado, dependendo da espessura. Bifes de atum são melhor servidos ligeiramente rosa.

Retire os bifes e deixe descansar por 5 minutos.

Coloque os bifes em pratos, em seguida, espalhe o molho por cima e sirva.

Informação nutricional

Calorias...

Carboidratos... ..2 gramas

Proteína... ..34 gramas

Gordura... ..14 gramas

Fibra ... 1 grama

Açúcar ... 0 gramas

Sal... ..0.18 gramas

Frango assado tailandês com salada mentolada de manga e maçã

275 calorias por porção
2 porções
Ingredientes
Para o frango:
Peitos de frango ..... com pele
Gengibre fresco... ..3 polegadas, ralado
Cebola vermelha (chalotas)... ..3 cortadas ao meio
Suco e raspas de 1 limão
Óleo de girassol... 2 colheres de chá
Para a salada:
Manga... .. 1/2 descascada e cortada em palitos finos
Menta fresca... 1/2 bando, folhas colhidas
Maçã vermelha ... cortada em palitos finos
Cebolinha ... fatiada
Coentro... 1 pequeno bando, folhas colhidas
Molho de peixe... 1 colher de chá
Açúcar... 1/4 colher de chá
Sal ..... gosto

Instruções

Pique as chalotas em um processador de alimentos. Adicione metade do gengibre, as raspas de limão e o sal e processe até formar uma pasta grossa. Retire e coloque a pasta em uma frigideira com 1 colher de chá de óleo. Frite por 2 minutos.

Aqueça o forno a 250 graus. Recheie a pasta de gengibre sob a pele do frango e asse por 15 minutos até ficar dourada e cozida.

Para a salada, misture todos os ingredientes e reserve.

Retire o frango do forno. Coloque o refratário do frango no forno e adicione um pouco de molho de peixe, coentro e o restante do suco de limão e desfie os pedaços de frango para fazer um molho.

Coloque o frango em um prato. Despeje o molho sobre o frango e sirva com salada.

Informação nutricional

Calorias... 275

Carboidratos ..... 22 gramas

Proteína... ..33 gramas

Gordura... ..7 gramas

Fibra… ..4 gramas
Açúcar … 20 gramas
Sal… ..0.8 gramas

Camarão Tailandês
362 calorias por porção
4 porções

Ingredientes

Macarrão de arroz ….. 200 gramas
Camarões-rei   crus…   200   gramas
descascados
Brotos de feijão … 100 gramas
Couve-china… ..4 desfiado
Cebolas verdes … 6 fatiadas
Gengibre fresco … 1 colher de chá picado
Ovos … 4 batidos
Molho de soja com baixo teor de sódio …
1 colher de chá
Óleo de girassol… ..2 colheres de sopa
Molho de pimenta doce
Bolachas de camarão
instruções
Em uma tigela, despeje bastante água
fervente sobre o macarrão para cobri-lo.

Deixe-o cozinhar na tigela por 10 minutos. Drene a água.

Aqueça 1 colher de sopa de óleo em uma panela. Adicione os camarões e gengibre. Cozinhe em fogo alto por 2 minutos. Transfira os camarões e gengibre para uma tigela.

Aqueça a panela novamente e adicione a outra colher de sopa de óleo. Adicione os ovos. Agite-os para cobrir a panela. Cozinhe até que os ovos estejam prontos. Tire-os da frigideira e corte-os. Deixe de lado.

Aqueça o restante do óleo na panela. Adicione bokchoy, cebolinha e broto de feijão. Cozinhe por 2 minutos. Adicione os camarões, ovos, macarrão e molho de soja para a panela e misture. Sirva com molho de pimenta doce.

Informação nutricional

Calorias… ..362

Carboidratos… ..44 gramas

Proteína… 21 gramas

Gordura … 1 grama

Fibra… ..4 gramas

Açúcar … 2 gramas

Sal ..... 0,82 gramas

Macarrão de ovo com gengibre e Cogumelos

225 calorias por porção

8 porções

Ingredientes

Cogumelos shiitake frescos ... 300 gramas, fatiados

Macarrão de ovo seco… ..375 gramas

Cebolas verdes ... 8 cortadas em três partes e depois cortadas longitudinalmente

Molho de ostra… ..2 colheres de sopa

Óleo de gergelim… ..4 colher de sopa, dividido

Gengibre fresco… ..4 polegadas, ralado

Molho de soja com baixo teor de sódio… ..2 colheres de sopa

Óleo de amendoim… ..2 colheres de sopa

instruções

Cozinhe o macarrão, em seguida, polvilhe com 2 colheres de sopa de óleo de gergelim.

Aqueça o óleo de amendoim em um wok em fogo alto. Adicione o gengibre e adicione os cogumelos junto com um pouco de água. Cozinhe por 1 minuto.

Adicione o macarrão e cozinhe por 2 minutos, em seguida, adicione as cebolas verdes, molho de soja, molho de ostra e os restantes 2 colheres de sopa de óleo de gergelim. Sirva.

Informação nutricional

Calorias...

Carboidratos... ..35 gramas

Proteína... ..7 gramas

Gordura... 8 gramas

Fibra... ..2 gramas

Açúcar ... 2 gramas

Sal... ..1.36 gramas

Bife com molho de erva Zesty

303 calorias por porção

2 porções

Ingredientes

Bifes de lombo ... 2 de 125 gramas cada

Salsa fresca... 1 pequeno cacho picado

Chalota... ..1 picada

Alho ... 2 dentes

Suco de ½ limão

Vinagre de vinho tinto... ..2 colheres de sopa

Orégano ... 1/2 colher de chá, seco

Flocos de pimenta ... 1/2 colher de chá

Azeite... 3 colheres de sopa

Batatas chips e salada para servir

Sal e pimenta

instruções

Misture o orégano, alho, flocos de pimenta, cebola, salsa, suco de limão, vinagre de vinho tinto e azeite juntos em um processador de alimentos.

Espalhe o restante do óleo nos bifes e tempere com sal e pimenta. Aqueça uma panela e cozinhe os bifes por 2 minutos por lado. Retire da panela e deixe os bifes descansarem.

Cubra os bifes com a mistura de alho orégano. Servir.

Informação nutricional

Calorias... ..303

Carboidratos ... 1 grama

Proteína... 30 gramas

Gordura ... 20 gramas

Fibra ... 1 grama

Açúcar ... 1 grama

Sal ..... 0,3 gramas

Assado asiático de salmão e brócolis

310 calorias por porção

4 porções

Ingredientes

Filetes de salmão... ..4 com pele

Brócolis... ..1 cabeça, só florzinhas

Cebolinha ... 1 maço pequeno

Molho de soja com baixo teor de sódio... ..2 colheres de sopa

Suco de ½ limão ... a outra metade para servir

instruções

Preaqueça o forno a 200 graus. Coloque o salmão em uma refratário de assar. Deixe espaço entre cada filete.

Arrume o brócolis no refratário ao lado do salmão. Despeje o suco de limão sobre o salmão e brócolis e adicione os quartos de limão à lata de assar.

Cubra com metade das cebolinhas e regue com azeite. Cozinhe no forno por 15 minutos.

Retire do forno e polvilhe com molho de soja e retorne ao forno por mais 4 minutos. Polvilhe com as cebolas verdes restantes. Servir.

Informação nutricional
Calorias... ..310
Carboidratos... 3 gramas
Proteína... ..35 gramas
Gordura... ..17 gramas
Fibra... ..4 gramas
Açucar... 3 gramas
Sal... ..1.6 gramas

Molho de Carne e Ostra Refogado

286 calorias por porção

4 porções

Ingredientes

Bife magro ... 450 gramas, cortado em fatias com cerca de 5 cm de comprimento

Vinho de arroz ou xerez seco... 1 colher de sopa

Molho de ostra... 3 colheres de sopa

Molho de soja com baixo teor de sódio ... 1 colher de sopa

Pimenta verde ... 1 em cubos

Pimenta vermelha ... 1 em cubos

Óleo de gergelim... ..2 colheres de sopa

Farinha de milho... ..2 colheres de sopa

Óleo de amendoim... 3 colheres de sopa

Cebolinha... ..2 picadinha para guarnecer

instruções

Coloque o bife em uma tigela e misture com molho de soja, vinho de arroz ou xerez, óleo de gergelim e farinha de milho. Deixe marinar por 15 minutos.

Aqueça o óleo de amendoim em uma frigideira. Adicione o bife e frite até dourar. Remova a carne. Descarte o óleo na wok e limpe a frigideira.

Reaqueça a frigideira e adicione a pimenta verde e vermelha. Cozinhe por 3 minutos ou até ficar macio. Adicione o molho de ostra e deixe ferver. Devolva o bife à frigideira e mexa tudo junto.

Transfira o conteúdo da frigideira para uma travessa e cubra com a cebola verde. Sirva.

Informação nutricional

Calorias... ..286

Carboidratos... 8 gramas

Proteína... ..25 gramas

Gordura... ..17 gramas

Fibra... ..2 gramas

Açúcar ... 4 gramas

Sal... ..2 gramas

Caril de Abacaxi com Almôndegas de Peru

258 calorias por porção

4 porções

Ingredientes

Carne moída de peru... ..1,5kg

Pedaços de abacaxi com suco... ..432 gramas drenados, reserve o suco

Macarrão penne (de caril leve)... ..4 colheres de sopa

Leite de coco com baixo teor de gordura ... lata de 400 ml

Coentro... 1 pequeno cacho picado

Amêndoas ... 6 colheres de sopa esmagadas

Cebola amarela ... 1 picada

Gengibre fresco... ..2 polegadas ralado

Alho ... 2 dentes

Óleo vegetal... 1 colher de sopa

Arroz Basmati ..... servir

Sal e pimenta

instruções

Coe o abacaxi e reserve o suco. Do suco reservado mantenha 2 colheres de sopa de suco separados.

Tempere o peru moído com sal e pimenta e molde em mini almôndegas.

Aqueça o azeite em uma panela e adicione as almôndegas. Cozinhe até dourar.

Em um processador de alimentos, misture o alho, o gengibre, a cebola, o coentro e o suco de abacaxi.

Mova as almôndegas para um lado da panela e adicione a mistura de alho. Cozinhe até ficar macio. Adicione a o penne e misture com as almôndegas. Adicione as amêndoas moídas, pedaços de abacaxi, leite de coco, 2 colheres de sopa de suco de abacaxi, sal e pimenta. Cozinhar descoberto por 10 minutos até engrossar um pouco. Sirva.

Informação nutricional

Calorias... 258

Carboidratos... ..7 gramas

Proteína... ..35 gramas

Gordura... ..11 gramas

Fibra... ..2 gramas

Açúcar ... 5 gramas

Sal... ..0,88 gramas

Rolinhos de abobrinha recheada

49 calorias por rolo
Faz 24 rolos
Ingredientes
Abobrinha... ..4 pequenas cortadas longitudinalmente em 24 tiras longas para embrulhar (use um descascador de legumes giratório para tiras finas)
Queijo ricota... ..250 gramas
Manjericão fresco... 1 punhado, picado
Pinhão... ..50 gramas, torrado
Vinagre balsâmico ... para regar
Suco de 1 limão
Azeite... para regar
Sal e pimenta
instruções
Regue um pouco de azeite e vinagre balsâmico em duas travessas e, em seguida, coloque as tiras de abobrinha no fundo sem sobrepô-las. Polvilhe com mais óleo e vinagre balsâmico. Cubra e deixe marinar na geladeira por 15 minutos.
Misture a ricota com o suco de limão, sal, manjericão e pinhão.

Coloque a mistura de ricota em uma extremidade de uma tira de abobrinha e enrole. Repita isso para todas as 24 tiras de abobrinha.

Organize os rolos de abobrinha na vertical em um prato e tempere com sal e pimenta. Regue com mais óleo e vinagre balsâmico. Sirva.

Informação nutricional

Calorias...

Carboidratos ... 1 grama

Proteína... ..2 gramas

Gordura... 5 gramas

Fibra... ..0 gramas

Açúcar ... 1 grama

Sal... ..0.03 gramas

CrèmeFraîche de Frango com ervas

298 calorias por porção

5 porções

Ingredientes

Coxas de frango desossadas e sem pele…
..750 gramas, cortadas em pedaços grandes

CrèmeFraîche… ..175 gramas, meio gordo

Vinagre de maçã … 400 ml

Salsa fresca … 1/3 xícara, picada

Tomilho fresco… ..1 colher de sopa, folhas colhidas

Mostarda Integral… ..2 colheres de sopa

Cebolas amarelas … 2 fatias

Alho … 3 dentes

Azeite de oliva… ..1 colher de sopa

Brócolis no vapor para servir

Sal e pimenta

instruções

Aqueça o óleo em uma panela (com tampa). Cozinhe o frango por 3 minutos de cada lado até dourar. Retire do fogo com uma escumadeira e acrescente a cebola e o alho à panela. Cozinhe por 3 minutos. Adicione o vinagre de cidra e deixe ferver.

Devolva o frango para a panela. Cubra com a tampa e deixe ferver por 10 minutos.

Retire a tampa e junte a mostarda, o creme de leite e as ervas. Deixe ferver e tempere com sal e pimenta. Sirva com brócolis cozido no vapor.

Informação nutricional

Calorias ... 298

Carboidratos... 8 gramas

Proteína... ..34 gramas

Gordura... ..12 gramas

Fibra... ..2 gramas

Açúcar ... 6 gramas

Sal... ..0.6 gramas

Espaguete com sabores espanhóis

444 calorias por porção

4 porções

Ingredientes

Linguiça ..... 80 gramas, fatiada

Espaguete ..... 300 gramas

Pimentões vermelhos assados ..... 1 frasco, picado

Salsa folha plana ..... 1 punhado, picado

Parmesão fresco ..... 100 gramas mais extra para servir

Azeite de oliva ..... 2 colheres de sopa

Sal e pimenta

instruções

Cozinhe o espaguete de acordo com as instruções da embalagem. Reserve meia xícara de água de massa ao drenar.

Aqueça o azeite em uma frigideira e adicione a linguiça, pimentão vermelho assado, sal e pimenta. Cozinhe por cerca de 2 minutos. Adicione espaguete, salsa e queijo parmesão para acompanhar a meia xícara de água de massa reservada.

Sirva com queijo parmesão extra na mesa.

Informação nutricional

Calorias... .444

Carboidratos... ..46 gramas
Proteína... ..18 gramas
Gordura ..... 22 gramas
Fibra... ..3 gramas
Açúcar ... 0 gramas
Sal... ..2.21 gramas

Tempurá Vegetal

471 calorias por porção
4 porções
Ingredientes
Abobrinha ..... 150 gramas, cortadas em pedaços pequenos
Florzinhas de brócolis ..... 150 gramas
Cogumelos ..... 150 gramas, metade
Pimenta vermelha ..... 150 gramas, cortados em pedaços pequenos
Berinjela ..... 150 gramas, cortadas em pedaços pequenos
Cenoura ..... 150 gramas, fatiada
Óleo de girassol ..... para fritar
Para o molho:
Molho de soja com baixo teor de sódio ..... 3 colheres de sopa
Xerez seco ..... 3 colheres de sopa
Açucar ..... 1 colher de sopa
Limão ..... apenas um pouco
Massa para tempura:
Farinha 85g
Farinha de milho ..... 1 colher de sopa
Sal marinho ..... 1/2 colher de chá
Água mineral 200ml

Cubos de gelo
instruções
massa de tempurá

Prepare a massa de tempurá antes de usar. Misture farinha e farinha de milho com sal marinho. Bata na água mineral e cubos de gelo. Não bata demais e não se preocupe se ficar irregular. Ao usar a massa, verifique se a massa está gelada e o óleo quente para obter um exterior crocante em cada vegetal.

tempurá vegetais

Aqueça o forno a 250 graus.

Misture os ingredientes do molho juntos em uma tigela. Deixe de lado.

Faça a mistura de tempurá.

Aqueça uma frigideira grande com 1/3 cheio de óleo. Quando o óleo estiver muito quente, mergulhe um vegetal em um pouco de massa e coloque-o no óleo quente. Não cozinhe muitos legumes ao mesmo tempo. Após cerca de 2 minutos de fritura de cada vegetal, retire do óleo com uma escumadeira e coloque em uma toalha de papel que você colocou em um prato.

Sirva com o molho.

Informação nutricional

Calorias... .471

Carboidratos... ..33 gramas

Proteína... ..5 gramas

Gordura... ..35 gramas

Fibra... ..4 gramas

Açúcar ... 4 gramas

Sal... ..2.08 gramas

Bifes de carne de porco com frutas

304 calorias por porção

4 porções

Ingredientes

Bifes de lombo de porco desossados ..... 4 separados da gordura

Caldo de galinha ..... 200 ml

Pó chinês de cinco especiarias ..... 2 colheres de chá

Maçãs vermelhas ..... 4 cortadas em cubos

Geléia de groselha vermelha ..... 2 colheres de sopa

Vinagre de vinho tinto ..... 1 colher de sopa

Cebola vermelha ..... 1 cortado em fatias
Óleo de girassol ..... 4 colheres de sopa
instruções
Tempere os bifes de porco com o pó
chinês de cinco especiarias.
Aqueça 2 colheres de sopa de óleo em
uma frigideira. Frite a carne de porco por 3
minutos por lado até dourar. Transferir
para um prato.
Aqueça o óleo restante juntamente com
cunhas de cebola por cerca de 2 minutos.
Adicione as maçãs e cozinhe por 3
minutos. Adicione a geléia, o vinagre de
vinho tinto e o caldo de galinha. Deixe
ferver e deixe descoberto por 8 minutos
até que o molho esteja viscoso. Coloque a
carne de porco no molho, virando cada
peça para dourar.
Informação nutricional
Calorias... .304
Carboidratos... ..25 gramas
Proteína ..... 33 gramas
Gordura... ..9 gramas
Fibra... ..38 gramas
Açúcar ... 24 gramas
Sal... 0,79 gramas

Salmão com gengibre e limão

354 calorias por porção
2 porções
Ingredientes
Filetes de salmão sem pele 2
Caldo de galinha ..... 100 ml
Milho de bebê (espiga) ..... 140 gramas, pela metade
Repolho chinês ..... 4 picado
Brócolis cortado fino ..... 200 gramas
Gengibre fresco ..... 2 polegadas, ralado
Alho ..... 2 dentes, esmagados
Molho de soja com baixo teor de sódio ..... 2 colheres de sopa
Vinagre de vinho de arroz ..... 2 colheres de sopa
Cebola verde ..... 3 picado
Suco de 2 limas
Spray para cozinhar
instruções
Aqueça o forno a 350 graus.
Misture o gengibre, alho, molho de soja, vinagre de vinho de arroz, suco de limão e pimenta juntos em uma tigela. Despeje

metade do salmão para marinar por 10 minutos. Reserve a marinada.

Coloque os filetes de salmão em uma assadeira e asse por 5 minutos por lado.

Aqueça uma frigideira com a marinada reservada e o caldo de galinha. Adicione o milho bebê, brócolis e frite por 5 minutos.

Adicione o repolho chinês e cozinhe por 2 minutos.

Disponha os legumes. Coloque o salmão em cima dos legumes. Despeje o molho sobre o salmão. Polvilhe com cebolinha.

Informação nutricional

Calorias... .354

Carboidratos... ..11 gramas

Proteína... ..38 gramas

Gordura ... 18 gramas

Fibra... ..6 gramas

Açúcar... ..7 gramas

Sal... ..1.4 gramas

Carne de Porco com Molho de Marmelada Robusto

335 calorias por porção

4 porções

Ingredientes

Bifes de porco 4

Caldo de galinha ..... 200 ml

Marmelada robusto ..... 4 colheres de sopa

Tomilho fresco ..... 1 colher de sopa

Alho ..... 3 dentes, cortados

Azeite de oliva ..... 1 colher de sopa

Espinafre cozido no vapor, ervilhas e cenouras ..... para servir

Sal e pimenta

instruções

Tempere a carne de porco com sal e pimenta.

Aqueça o azeite em uma panela. Adicione o alho, em seguida, carne de porco e cozinhe por 6 minutos de cada lado até dourar. Retire a carne de porco e deixe descansar em um prato quente.

Misture a marmelada e tomilho juntos em uma tigela.

Remova qualquer líquido restante na panela e adicione a mistura de marmelada a ele. Aqueça até que borbulhe para fazer um molho. Devolva o porco para a panela e cubra. Sirva com espinafre cozido no vapor, ervilhas e cenouras.

Informação nutricional

Calorias... .335

Carboidratos... ..14 gramas

Proteína... ..42 gramas

Gordura... ..13 gramas

Fibra... 0,2 gramas

Açúcar... ..13 gramas

Sal ..... 0,2 gramas

Tostadas de caranguejo com cebola e limão em conserva

394 calorias por porção

2 porções

Ingredientes

Caranguejo branco ..... 170 gramas, escorrido

Abacate ..... 1 em purê

Cebola vermelha ..... 1 cortado em anéis

Tortilhas de trigo integral 2

Folhas de salada mista ..... 1 punhado

Alho ..... 2 dentes, esmagados

Cebola verde ..... 2 finamente fatiada

Pimentão vermelho ..... 1 sem sementes e picado

Suco de 2 limas

1 limão ...... para cunhas servir

Açúcar ..... beliscar

Sal e pimenta

instruções

Misture cebola, suco de limão, uma pitada de sal e uma pitada de açúcar juntos em uma tigela. Reserve para amaciar.

Misture a carne de caranguejo, cebola verde e metade do pimentão vermelho juntos. Tempere com pimenta e reserve.

Misture o abacate com alho, sal e suco de limão e pimenta. O abacate pode ser liso ou robusto... sua escolha.

Coloque as tortillas em uma torradeira por 1 minuto.

Coloque as tortillas em 2 pratos e cubra com folhas de salada, purê de abacate e cebola em conserva. Sirva com fatias de limão.

Informação nutricional

Calorias... .394

Carboidratos... ..27 gramas

Proteína... ..22 gramas

Gordura ... 19 gramas

Fibra... ..6 gramas

Açúcar ... 5 gramas

Sal... ..1.1 gramas

Salada de Frango com cranberry

190 calorias por porção

4 porções

Ingredientes

Peito de frango sem pele ..... 2 fatiado para fazer 4 tiras finas

Pepino ..... 1/2 sem sementes e fatiado

Cranberries secas ..... 25 gramas

Cebola vermelha ..... 2 em fatias finas

Folhas de salada mista ..... 200 gramas

Molho de cranberry 85g

Suco de 1 limão

Azeite ..... 8 colheres de sopa, divididas

Água… ..2 colheres de sopa

Sal e pimenta

instruções

Esfregue 3 colheres de sopa de azeite no frango e tempere com sal e pimenta.

Aqueça 3 colheres de sopa de óleo em uma panela e frite as cebolas. Adicione o frango e cozinhe por cerca de 3 minutos de cada lado. Deixe de lado.

Retire o frango e fatie. Mantenha a panela quente e adicione o molho de cranberry, água e algumas gotas de suco de limão ao frango e cebola.

Em uma saladeira, misture as folhas de salada mista, fatias de frango e molho de cranberry. Sirva imediatamente.

Informação nutricional

Calorias... .190

Carboidratos... ..19 gramas

Proteína... ..18 gramas

Gordura... 5 gramas

Fibra... ..2 gramas

Açúcar... ..17 gramas

Sal ..... 0,12 gramas

Salmão defumado com Feijão Verde & Cebolinha

488 calorias por porção

2 porções

Ingredientes

Salmão fumado ..... 250 gramas

Feijão verde ..... 200 gramas

Batatas ..... 150 gramas, cortadas ao meio

Azeite de oliva ..... um fio

Para o molho:

Vinagre de vinho branco ..... 2 colheres de sopa

Mostarda Dijon ..... 1 colher de chá

Cebolinha fresca ...... 1 punhado

Óleo vegetal ..... 2 colheres de sopa

Azeite ..... 4 colheres de sopa, divididas

Açucar ..... 1 colher de chá

instruções

Para o molho, misture a mostarda, o açúcar, a cebolinha, o vinagre de vinho branco, o azeite e o óleo vegetal juntos em uma tigela.

Cozinhe as batatas em água fervente por 8 minutos. Adicione o feijão verde à água fervente e cozinhe por mais 4 minutos até ficar macio. Drene a água. Adicione as batatas e feijão verde ao molho de mostarda.

Aqueça as 2 colheres de sopa de azeite restantes em uma panela, em seguida, adicione o salmão. Cozinhe por 3 minutos por lado.

Sirva as batatas e os feijões e cubra com salmão.

Informação nutricional

Calorias... .488

Carboidratos... ..34 gramas

Proteína... ..24 gramas

Gordura... ..29 gramas

Fibra... ..4 gramas

Açucar... 3 gramas

Sal... 0,33 gramas

FrangoGaramMasala com Molho de Manga

262 calorias por porção

4 porções

Ingredientes

Peitos de frango desossados sem pele ... 4 fatias

Garammasala ..... 1 colher de sopa

Iogurte grego simples ..... 4 colheres de sopa

Manga ..... 1 grande, cortado em cunhas finas

Pepino Inglês longo ..... 1/2 corte longitudinalmente

Cebola vermelha ..... 1/2 cortado

Coentro ..... 1 punhado

Limão ..... 1 suco e entusiasmo

Azeite de oliva ..... 2 colheres de sopa

Pão Naan ..... para servir

Sal ..... a gosto

instruções

Aqueça o azeite em uma panela. Adicione o frango, garammasala e sal. Cozinhe por 6 minutos por lado. Fatie o frango na diagonal.

Misture a manga, o pepino, a cebola roxa, o coentro e o suco de limão juntos e o prato.

Misture o iogurte com as raspas de limão e sal e sirva ao lado da salada.

Coloque o frango ao lado da salada e sirva.

Informação nutricional

Calorias… .262

Carboidratos… ..16 gramas

Proteína… ..36 gramas

Gordura… ..7 gramas

Fibra… ..3 gramas

Açúcar … 0 gramas

Sal ….. 0,25 gramas

Fajitas de camarão com molho de abacate cremoso

320 calorias por porção

2 porções

Ingredientes

Camarões crus grandes ..... 225 gramas

Creme de leite ... 1 colher de sopa cheia

Abacate ..... 1 grosseiramente picado

Pimenta vermelha ..... 1 sem sementes e fatiada

Coentro ..... 1 pequeno bando picado

Alho ..... 6 dentes, esmagados

Pimentão vermelho ..... sem sementes e picado

Suco de 2 limas

Limão ..... 1 para espremer para servir

Tortilhas de trigo integral 4

Azeite de oliva ..... 1 colher de sopa

Tortilhas de trigo integral para servir

Um grande punhado de salada mista sai para servir

Sal .... a gosto

instruções

Misture metade do alho, metade do suco de limão, metade do pimentão, metade do coentro e sal em uma tigela. Adicione os camarões e misture.

Coloque o abacate, o sal, o pimentão restante, o alho, o suco de limão e o creme azedo juntos em um processador de alimentos. Junte o coentro restante.

Aqueça o óleo em uma panela e cozinhe o pimentão vermelho até ficar macio. Adicione os camarões e frite por 1 minuto de cada lado.

Divida a mistura de camarão e pimentão entre quatro tortilhas. Enrole as tortilhas com a mistura e sirva junto com as folhas de salada e o creme de abacate. Inclua fatias de limão ao lado.

Informação nutricional

Calorias... .320

Carboidratos... 8 gramas

Proteína... ..23 gramas

Gordura ..... 22 gramas

Fibra... ..5 gramas

Açúcar ... 6 gramas

Sal... ..0.6 gramas

Macarrão com sobras de peru e presunto

476 calorias por porção

4 porções

Ingredientes

Sobras de carne de peru ..... 250 gramas, desfiado

Presunto, sobras..... 140 gramas, em cubos

Macarrão de arroz ..... 200 gramas

Brotos de feijão ..... 200 gramas

Pimentão vermelho ..... 2 sem sementes e fatiado

Gengibre fresco ..... 2 polegadas, picada

Alho ..... 4 dentes, picados

Cebolinha ... 6 finamente fatiado

Caril em pó ..... 3 colheres de sopa

Óleo de gergelim ..... 2 colheres de sopa

Ovos ..... 2 batidos

Cúrcuma ..... 1 colher de chá

Molho de soja com baixo teor de sódio ..... 4 colheres de sopa, divididas

Xerez seco ..... 2 colheres de sopa

Açucar ..... 1 colher de sopa

Óleo vegetal ..... 2 colheres de sopa

Coentro ..... 1 pequeno grupo, picado para servir

Sal

instruções

Coloque o macarrão de arroz em uma tigela e cubra com água fervente. Escorra quando o macarrão estiver macio. Atire o macarrão com 1 colher de chá de óleo de gergelim.

Bata os ovos com o restante óleo de gergelim e sal.

Aqueça uma colher de sopa de óleo vegetal em uma frigideira. Adicione os ovos e agite para cobrir a parte inferior da frigideia e forme uma omelete. Cozinhe até que os ovos estejam prontos. Remova e transfira para um tabuleiro.

Reaqueça a frigideira com o restante do azeite e acrescente o alho e o gengibre. Adicione os legumes e frite por 2 minutos, em seguida, adicione o presunto e peru. Adicione o macarrão, curry em pó, açafrão, duas colheres de sopa de molho de soja, xerez e açúcar. Cozinhe por 2 minutos.

Fatie a omelete e adicione ao macarrão. Adicione o coentro ao macarrão juntamente com o molho de soja restante.

Prove o macarrão e cubra com vegetais, presunto e mistura de peru. Sirva.

Informação nutricional

Calorias... .476

Carboidratos... ..36 gramas

Proteína... ..50 gramas

Gordura... ..13 gramas

Fibra... ..4 gramas

Açúcar ... 8 gramas

Sal... ..3 gramas

Salada de Frango com Manjericão e Gergelim

300 calorias por porção

2 porções

Ingredientes

Peitos de frango sem pele ..... 2 fatias

Cenoura ..... 1 grande, cortado em palitos

Tomates cereja ..... 140 gramas, pela metade

Manjericão fresco ..... 1 punhado, picado

Folhas de salada mista ..... 100 gramas

Sementes de gergelim ..... 1 colher de chá, torrada

Coentro ..... 1 pequeno bando picado

Cebolas verdes ..... 4 finamente fatiado

Azeite de oliva... .2 colheres de sopa

Sal e pimenta

Para o curativo:

Molho de peixe ..... 3 colher de chá

Óleo de gergelim ..... 3 colher de chá

Molho de pimenta doce ..... 4 colheres de chá

Suco de 1 limão

instruções

Misture os ingredientes de molho juntos em uma tigela e reserve.

Aqueça o azeite em uma panela. Adicione o frango e cozinhe. Tempere o frango com sal e pimenta e corte o frango.

Tempere o frango com o molho.

Acrescente o manjericão, as cenouras, os tomates, o coentro e as cebolinhas à mistura de frango e misture.

Prenda as folhas de salada e cubra com uma mistura de molho de frango. Polvilhe com sementes de gergelim. Servir.

Informação nutricional

Calorias... .300

Carboidratos... ..14 gramas

Proteína... ..44 gramas

Gordura... ..7 gramas

Fibra... ..7 gramas

Açúcar ... 12 gramas

Sal ..... 1 grama

Cenoura Assada, QueijoFeta e Salada de Sementes Mistas

221 calorias por porção

2 porções

Ingredientes

Cenouras ..... 300 gramas, metade

Queijo feta ..... 50 gramas

Folhas de espinafre ..... 2 punhados grandes

Vinagre de vinho tinto ..... 2 colheres de sopa

Sementes de cominho ..... 1 colher de chá

Sementes de abóbora ... 1 colher de sopa

Sementes de girassol ..... 1 colher de sopa

Raspa de 1 laranja

Azeite de oliva ..... 2 colheres de chá

Sal ..... a gosto

instruções

Aqueça o forno a 250 graus.

Ferva as cenouras até ficarem macias. Escorra, em seguida, misture com as sementes de cominho e coloque em uma assadeira, juntamente com 1 colher de chá de azeite, casca de laranja e sal. Asse por 20 minutos até ficar macio.

Segmente a laranja sobre uma tigela. Pegue qualquer suco de laranja. Adicione o restante do óleo à tigela com vinagre de vinho tinto, sementes e sal. Mexer.

Combine a mistura de laranja com as folhas de espinafre e as cenouras assadas.

Prato e tampo com queijo feta.

Informação nutricional

Calorias… .221

Carboidratos ..... 22 gramas

Proteína… ..9 gramas

Gordura… ..12 gramas

Fibra… ..6 gramas

Açucar… ..19 gramas

Sal… ..1.2 gramas

Conclusão

Parabéns por terminar o livro!

Eu coloco meu coração em todos os livros que escrevo e faço todos os esforços para ajudá-lo a transformar sua saúde e vida para melhor!

Espero que você goste das receitas e use-as para tornar seus dias de jejum mais saborosos e fáceis!

Sua classificação e suas recomendações diretas farão a diferença

Classificações e recomendações diretas são fundamentaispara o sucesso de todo autor. Se você gostou deste livro, deixe uma classificaÃ§Ã£o, mesmo que somente uma linha ou duas, e fale sobre o livro com seus amigos. Isso ajudará o autor a trazer novos livros para vocêe permitirá que outras pessoas também apreciem o livro.

Seu apoio é muito importante!

Parte 2

Introdução

Em 2016, eu não sabia nada da Dieta do Jejum Intermitente, eu tentei todas as dietas possíves, mas nada teve resultados duradouros. Eu perdia peso, depois ganhava tudo de volta no minuto em que voltava a comer "normal" de novo, era frustrante. Eu pesquisei muito na internet; Eu não posso te dizer quantos vídeos eu assisti sobre perda de peso, só para ficar mais confuso. Você logo aprenderá como eu que o estilo de vida do Jejum Intermitente é fácil de fazer. Foi como se eu tivesse chegado ao final do túnel escuro de perda de peso para a luz, uma vez que isso aconteceu, eu nunca mais olhei para trás. Hoje em dia, ainda posso ter minhas comidas favoritas com as garotas em nossos restaurantes italianos favoritos e não vou mais ter culpa; Eu posso perder peso facilmente e sem esforço com minha arma secreta conhecida como a dieta do jejum intermitente.

Este livro que você segura nas suas mãos me ajudou a perder uma quantidade enorme de peso e a não estar morrendo de vontade de fazê-lo. Meus pensamentos ao escrever este livro começaram há mais de dez anos, quando eu era uma pessoa realmente obesa. Em um mundo de riso, amor e desapontamento, as pessoas querem paixão por ação, excitação, fogos de artifício. Você pode estar se perguntando como uma garota comum como eu criou uma maneira nova e espetacular de comer que literalmente fará você viver mais e mais saudável sem as doenças que nos assolam hoje.

Quero devolver e informar a todos que a perda de peso e a saúde são o que você pode alcançar. Você pode se perguntar se isso é realmente possível? Estou no caminho certo? Sim, você está no caminho certo. Tudo o que você precisa é de um dia para entrar no modo de queima de gordura, sem esperar, sem adivinhação, sem batidas, sem pílulas, sem contar calorias apenas com a liberdade alimentar pura.

Por que jejum?

Cereais e outros alimentos ricos em carboidratos até têm a American Heart Association pagando o selo de aprovação. Nós religiosamente cortamos a gordura de qualquer carne como se fôssemos um cirurgião treinado, e comêssemos a comida mais branda. Este dogma de baixo teor de gordura criou duas coisas; um enorme aumento no nosso consumo de carboidratos e você adivinhou um aumento nunca antes visto na doença cardíaca. Agora, o que compõe a dieta americana se não for mais comida dos avós, mas uma dieta que está ajudando as grandes empresas farmacêuticas.

Venha comigo e você verá a verdade para essa loucura, em todo lugar que você vê pessoas acima do peso, cansadas, deprimidas e irritáveis, com uma empresa farmacêutica que tem uma pílula para quase tudo agora e com diabetes e doenças cardíacas fora do mapa você aprenderá como mudar a maneira de comer pode reverter e até mesmo torná-lo uma pessoa melhor. Todos os dias os estudos apontam para doenças e carboidratos como o culpado.

Você vai ver porque a "Guerra à Obesidade" foi manipulada. Também por que mesmo o colesterol não é responsável por doenças cardíacas, e como as dietas com baixo teor de gordura podem levar à depressão e diabetes tipo II. Não admira que eu estivesse sempre triste e irritada quando estava acima do peso. Por que a gordura saturada é boa para você e muito, muito mais. Toda a minha vida mudou apenas por saber como reduzir a minha ingestão de carboidratos e encontrar esse ponto de ajuste mágico de carboidratos para mantê-lo, o que você vai aprender em breve. Eu era capaz de perder mais de 100 quilos e não ter mais arritmias cardíacas de atividades diárias.

Eu quero que você saiba que daqui para frente apenas o melhor da saúde espera por você e sucesso na superação de diabetes, hipertensão e obesidade não está além do seu alcance e para ver que controlar sua ingestão de carboidratos é a maneira mais fácil e inteligente de ir com menos esforço do que se pensava possível. Por favor, tente as técnicas. Eles funcionam repetidamente. Eu e inúmeros outros são um verdadeiro testemunho de sua virtude na perda de peso e saúde eterna. Muitos em todo o mundo estão recuperando com sucesso a saúde com a Dieta de Jejum Intermitente.

A única razão pela qual você poderia falhar em suas metas de perda de peso é que você decide não tentar.

Estou ansioso para ver seus resultados e para ouvir sobre o seu sucesso!

CAPÍTULO 1:
JEJUM BÁSICO

Perca Peso, Sinta-se melhor, Viva mais Perdendo peso! Energia incrível! Libido voltando! Olhando e sentindo o seu melhor absoluto de sempre! Tudo isso e muito mais espera por você neste livro. E o melhor de tudo é que mostrarei como é feito para perda de peso permanente.

A dieta do jejum intermitente não é uma dieta entediante como as outras. É um corte acima do resto, porque tira proveito do que é nutrição e tem tudo a ver há séculos. Corte carboidratos fora da equação e você vai perder peso. Então, para o seu corpo funcionar no seu melhor, com uma dieta rica em gorduras e baixo teor de carboidratos, então tudo o que é necessário para descobrir é isso. O que muitos não entendem é que a dieta do Jejum Intermitente pode se encaixar perfeitamente com o jejum intermitente; na verdade, complementa muito bem.

Uma dieta de jejum intermitente, também conhecida como "jejum", é onde você corta sua ingestão de alimentos, bem como carboidratos, para que seu corpo queime gordura. Isso é muito diferente de dietas onde você passa fome em dietas radicais, ou você vai ficar tanto tempo sem carboidratos que você fica na ilha de baixo carboidrato para sempre.

Muitas pessoas já lhe disseram que experimentaram uma perda de peso impressionante apenas cortando carboidratos, e que esta é a melhor maneira de perder gordura que eles conhecem, e é verdade!

Se você é como eu ou inúmeros outros, você terá experimentado a contagem de calorias, aparar a gordura de qualquer carne como um cirurgião ou ler milhares de informações sobre saúde na web apenas para perder peso e livrar o corpo de problemas. áreas gordas, como o quadril, estômago, bunda e atrás dos braços. Nada funcionou! Você começou de volta onde você parou; você experimentou a culpa, os pessimistas chamando você de glutão, sem controle, e gordo, "oh, você come demais". Bem, acontece que você não come tanto assim, mas ainda está ganhando ou mantendo o peso o fato de você não comer muito. Estou aqui para lhe dizer que existe uma maneira melhor e não uma que exige culpa, vergonha ou remorso, mesmo que você tenha caído da carroça e comeu aquele pote de sorvete de massa de biscoito. Esta dieta é tão poderosa que, mesmo que você tenha saído do curso e comeu da maneira antiga, você ainda pode perder peso.

Durante anos fomos ensinados que a gordura é ruim para nós, tantas pessoas ficaram com medo de gordura que esta falsa mensagem permeia todas as facetas de nossas vidas e as pessoas agora estão convencidas de que, enquanto você está seguindo uma dieta pobre em gordura e rica em grãos integrais, você é saudável e a chave para um peso saudável é comer menos e se exercitar mais. Isto está errado. No entanto, apesar deste conselho, temos visto aumentos nas doenças cardíacas e diabetes. O problema está nos carboidratos refinados, como a farinha branca, os amidos facilmente digeridos e os açúcares, e que a chave para uma boa saúde é o tipo de calorias que ingerimos, não o número.

Você está pronto para perder peso, sentir-se melhor e viver mais, experimentando perda de peso dramática, colesterol reduzido e melhora ou reversão dos danos causados por doenças cardíacas, diabetes e outras doenças importantes seguindo este novo e excitante método de perda de peso comprovado.

A Dieta do Jejum Intermitente irá ensiná-lo a usar a comida como uma ferramenta para

• Experimentar a perda de peso permanente sem passar fome

• Melhorar o seu metabolismo enquanto aumenta seus níveis de energia

• Melhorar seus níveis "bons" de colesterol enquanto reduz o "mau"

• Perder peso sem contar calorias

• Proteja-se da pressão arterial elevada e das doenças cardíacas enquanto vive uma vida longa e saudável.

E o melhor de tudo, a Dieta de Jejum Intermitente encoraja-o a comer os alimentos que adora enquanto perde peso. Veja por que tantas pessoas ficaram com medo da gordura e como essa falsa mensagem impregnou todas as facetas de nossas vidas que agora as pessoas estão convencidas de que, enquanto você estiver seguindo uma dieta pobre em gordura e rica em grãos integrais, estará saudável. Mas eles estão errados. A gordura não engorda.

Este é um aconselhamento dietético prático e saudável que você pode usar imediatamente, você será saudável e se divertir fazendo isso, da maneira correta. Este não é um livro sobre princípios e teorias. Este é um livro sobre a ação, com técnicas simples e controladas de carboidratos para que você tenha a melhor forma de sua vida.

• Aprenda porque a gordura não é o inimigo

• Ligue a queima de gordura (lipólise) em seu corpo

• Desligue a gordura problemática de depositar no seu corpo

Isso é infinitamente mais eficaz do que depender de consequências negativas da dieta yo-yo ou de passar fome como a principal forma de perder peso. Cada um desses componentes é crucial e amplia a eficácia dos outros dois.

Então prepare-se para perder peso a velocidades inacreditáveis com o programa de dieta de mudança de vida mais dramático disponível!

Segunda suposição

Você deve ter em algum momento sido levado a acreditar que comer grandes quantidades de frutas todos os dias junto com muitos vegetais e principalmente baixo teor de gordura irá afastar doenças e mantê-lo saudável? E perder peso? O que estou prestes a dizer vai em oposição direta a tudo isso, e você pode parecer cético, e isso é compreensível. No entanto, você só precisa olhar em torno de você nos casos crescentes de doenças cardíacas e diabetes para saber que não está melhorando com a antiga abordagem de baixo teor de gordura. As pesquisas mais recentes apontam que, no máximo, as doenças são causadas pelo alto consumo de açúcar.

Todos nós estamos nos tornando mais inteligentes sobre nossa saúde agora e novas pesquisas científicas foram conduzidas e publicadas que mostram que uma abordagem nutricional de carboidratos controlada é melhor para você e para o seu corpo do que uma abordagem nutricional de baixo teor de gordura e carboidratos. Mas vamos direto ao assunto.

Aqui estão cinco perguntas que você pode estar fazendo:

1. Se eu comer uma dieta com gordura saturada, não vou ter uma doença cardíaca?

2. O corpo não precisa de açúcar para energia?

3. É comum ter mudanças de humor?

4. Ganharei de volta o peso?

5. Por que o diabetes é tão comum hoje em dia?

Aproveito essas perguntas e a desinformação que cerca as respostas, tão seriamente que dediquei um livro inteiro aos mitos e equívocos que se espalharam sobre a nutrição controlada de carboidratos. Mas permita-me dar a minha mão:

Não você não vai. Nunca houve um único estudo que comprove que a gordura saturada provoca doenças cardíacas.

O corpo não precisa de açúcar para energia? Sim, mas apenas se você estiver seguindo a maneira de comer com baixo teor de gordura. Então seu corpo está engordando e correndo em açúcar ao invés de queimá-lo. Uma vez que o primeiro dia tenha passado com baixos níveis de carboidratos, seu corpo vai para a queima de gordura para obter energia, você não precisa da glicose dos carboidratos.

Mudanças de humor? Você aposta, e pior de tudo fica pior com a resistência à insulina que você se torna, então pode não ser o seu café da manhã como uma vez assumida, mas o açúcar sendo o culpado. Nesse caso, estou pensando que talvez uma dieta como o jejum, onde isso não faz com que os níveis de glicose subam e desçam, seria uma boa ideia.

Você vai ganhar o peso de volta? Não, na verdade, com os tipos de comida que você vai comer na Dieta de Jejum Intermitente, é totalmente impossível recuperar o peso e, na verdade, é mais fácil perder o peso. Isso é suficiente para fazer uma mudança positiva em sua vida.

Por que o Diabetes é comum? O diabetes é caracterizado pela incapacidade de processar carboidratos ... você não acha que talvez a mudança dramática no número e na qualidade dos carboidratos que consumimos hoje tenha algo a ver com o aumento súbito do diabetes? E como você explica pessoas como meu tio, um cara fisicamente ativo que se tornou diabético tipo 2 sem nunca engordar ou engordar? Sim, é mais comum hoje em dia. Todas estas questões e mais serão abordadas neste livro.

QUAIS SÃO AS VANTAGENS DA DIETA DE JEJUM INTERMITENTE

Aqui estão 6 razões pelas quais a Dieta de Jejum Intermitente é mais saudável do que outras dietas:

1. Você começará a queimar gordura por energia em apenas um dia e perderá peso mais rápido do que qualquer outra dieta lá fora. Foi provado e outra vez como um verdadeiro meio para perder peso. Libra por libra quando combinando uma dieta reduzida de carboidratos com uma dieta de baixa caloria as pessoas perderam mais peso e manteve-o.

2. Evitar problemas de saúde associados a uma dieta pobre em gordura e rica em carboidratos. Os carboidratos (açúcar) aumentam os níveis de insulina no sangue, mas quando a insulina é cronicamente alta por comer tanto deles. Doenças cardíacas, diabetes, triglicérides elevados, glicose alta no sangue, cronicamente cansado, dores e dores,

são a norma. A elevação crônica da insulina também tende a depositar áreas mais problemáticas do corpo, como quadris, coxas, parte de trás dos braços, cintura e assim por diante. Isso, por sua vez, aumenta a formação de placas nas veias, o que pode levar a ataques cardíacos e derrames. Se você comer de forma controlada os carboidratos, você pode evitar todas essas doenças e muito mais.

3. Reduzir o consumo de carboidratos não é uma dieta de fome. Estar constantemente com fome na maior parte do tempo é porque outras formas de perder peso falham. A fome vai parar você morto em suas trilhas. Uma maneira saudável de comer precisa ser agradável e fácil. Você não está morrendo de fome ao controlar seus carboidratos, e logo descobrirá que a comida está deliciosa novamente, quantas vezes você perdeu aquela gordura no frango ao seguir uma receita e depois de acertá-la, a comida ficou sem sabor. Você nunca experimentará

isso na Dieta de Jejum Intermitente, porque a gordura é o rei e tem um sabor bom. Você pode usar manteiga, banha e a maioria dos óleos para cozinhar de novo e seu paladar vai agradecer por isso.

4. O modo de comer da Dieta de Jejum Intermitente é extremamente fácil de perder peso. As dificuldades do modo de comer com baixo teor de gordura / calorias reduzidas são obsoletas. Você descobrirá rapidamente que, no modo antigo de comer, você perde peso, mas, no momento em que volta a comer normalmente, ganha o peso de volta e, às vezes, dobra ou triplica. O problema com a perda de peso em uma dieta de baixa caloria / baixa gordura ou em uma dieta de proteína líquida é que o programa de manutenção é muito diferente do programa de perda de peso.

As razões para isso são que quando você reduz sua ingestão total de alimentos e começa a contar as calorias, seu corpo muda para o modo de fome, ou seja, sobreviver para manter os sistemas do corpo equilibrados. O minuto em que você começa a voltar regularmente a comer a maneira antiga como seu corpo se lembra disso e diminui sua maneira de queimar gordura. Isso é extremamente difícil quando se está tentando perder ou manter seu peso.

Você ganha todas as vezes quando faz um jejum. Manter e perder peso nunca foi tão fácil. E se você sair da dieta, é perdoador, digamos que você foi embora com seu cônjuge e o país anfitrião não está se adaptando à maneira como você come, não há problema assim que você voltar a comer uma gordura alta / Dieta reduzida de carboidratos O seu corpo queima rapidamente qualquer gordura corporal adquirida, pelo que ganha sempre. Sucesso em manter a perda de peso é a grande vantagem ao fazer a dieta de jejum intermitente. Você pode perder muito peso rapidamente, mas muitas pessoas não conhecem esse pequeno segredo sobre essa maneira de comer. O ponto que estou tentando levar para casa não é apenas a perda de peso, mas também sua capacidade de manutenção. Essa é a razão pela qual as calorias não contam com essa maneira de comer.

A abordagem dietética saudável da Dieta de Jejum Intermitente tem apenas duas fases, uma para perda de peso e outra para manutenção. Fase 1, é onde você determina quanto peso quer perder e o quanto está acima do peso. E é aqui que você aprenderá como até mesmo a teimosia da gordura corporal se derreterá em você. Fase 2, é a seção de manutenção onde você alcançou a meta de perda de peso e quer mantê-la desativada. Manutenção, sem esforço feito e mesmo se você enganar a dieta é perdoar e rapidamente você vai ver que é fácil perdê-lo se você ganhou um pouco de volta.

Uma parte importante desta abordagem dietética saudável é que não importa onde você esteja em seu esforço de perda de peso, não ser capaz de perder peso é impossível.

5. Comer dessa maneira nunca foi tão saudável e as pesquisas mais recentes apontam que um plano de dieta com pouco carboidrato é saudável e melhorará seus níveis de colesterol e triglicerídeos, níveis elevados de glicose retornam ao normal e a pressão sanguínea se estabiliza. Estas doenças são todos fatores em doenças cardíacas e têm sido comprovadas como uma dieta que causa altos níveis de insulina.

E fica melhor, a Dieta de Jejum Intermitente pode até parar completamente em meio a muitas das doenças comuns que nos incomodam hoje, como: cansaço, irritabilidade, alterações de humor, depressão,

ansiedade, perda de memória. ,
enxaquecas, insônia, tontura, dores
articulares e musculares, doença de
refluxo ácido, colite, TPM, retenção de
água e inchaço. O que mais você pode
pedir com uma maneira melhor de comer.

6. A dieta de jejum
intermitente é uma maneira
certa de perder peso e
aumentar sua saúde porque,
mais e mais pesquisa diária
está mostrando que número
um motivo existe uma
epidemia de doença cardíaca
juntamente com diabetes e
outras doenças é por causa
do nosso consumo de açúcar
A única maneira de corrigir
isso é diminuir nossos níveis
de insulina. Níveis elevados
de insulina não apenas
deixam a gordura corporal
rapidamente, mas causam
toda uma série de doenças,
particularmente diabetes,
aterosclerose e hipertensão.

> Até esta data, o consumo excessivo de açúcar foi associado ao câncer de pâncreas, mama e útero.

A Dieta de Jejum Intermitente é o ápice da saúde e fitness e você ganha todas as vezes.

Então os carboidratos são ruins?
Não, nada está errado com carboidratos e eles são encontrados na natureza. O brócolis e a maioria dos vegetais e frutas os contêm. Estes alimentos são dotados de vitaminas e minerais essenciais também. Quando me refiro a carboidratos e altos níveis de insulina como causa de níveis elevados de glicose, é quando você começa a ter problemas de saúde. Alimentos como arroz branco / integral, sucos, geléias, mel, açúcar de mesa, refrigerante, doces, pão e qualquer coisa processada que você encontrar na prateleira do supermercado. Eles são carregados com açúcar e causam o maior dano.

Quando você está começando a fase de perda de peso do Jejum Intermitente, você estará cortando a maioria dos alimentos açucarados e o melhor de tudo é fácil de fazer: Não importa em que plano você esteja, não se preocupe muito com carboidratos e coma o que desejar . De segunda a domingo, você mantém o nível de carboidratos abaixo de 100 a 50 gramas por dia ou menos, para acelerar o processo de perda de gordura. Você pode comer quase qualquer combinação de carne e legumes que você pode pensar, omeletes de bacon e ovo, bife e couve de Bruxelas com manteiga real. Sem contagem de calorias, sem longos treinos, sem jantares congelados.
Você ganha todas as vezes.

Uma palavra sobre cardio e exercício
Um pequeno conselho é, por favor, não exagere no cardio e nas últimas manias da dança. Muitas pessoas têm a tendência de comprometer horas por dia apenas para cardio e eles acabam aparentando estar

pior e não só isso, mas você pode levar seu corpo a um estado de exaustão. No entanto, é um ótimo calmante e vai melhorar o seu humor, e sim, pode ter um efeito geral sobre a sua aparência, especialmente se você está comendo uma dieta rica em gorduras. Mas junto com alguma gordura que foi queimada, você começará a queimar os músculos e o tônus quando chegar à faixa de 35+ minutos. Não só isso, mas você pode sofrer parada cardíaca súbita se estiver seguindo as "zonas-alvo do coração" e se mover até perder a consciência, então tenha cuidado. Poucas vezes por semana é bom ou em dias alternados, 15-25 minutos é suficiente.

Proteção do tônus muscular
Outro benefício que você obtém metabolicamente ao ingerir uma dieta rica em gorduras é a proteção de proteínas preciosas dentro de seu corpo. Veja, quando você está exercitando e

construindo seu corpo, você quer ter tônus e músculos, em outras palavras, um corpo bonito, mas quando você ingere uma dieta rica em carboidratos com muito pouca gordura, seu corpo precisa de uma fonte de energia, os carboidratos, então você armazena gordura corporal, e seu corpo usa os músculos que contêm proteína para produzir glicose (açúcar). Isto não é o que você quer, especialmente se você está em treinamento de força ou fazendo horas intermináveis de cardio, porque então seu corpo começará a quebrar seu tônus e você ficará horrível, ou muito magra sem forma, você acabará parecendo uma versão menor de si mesmo ainda flácida ou mais flácida.

Esta é apenas uma maneira como o corpo trabalha quando em trabalho ou atividade, o corpo vai obter a energia que precisa de qualquer fonte disponível. Você pode estar pensando "Ah, bem, e se eu tomar uma bebida de recuperação com açúcar ou ingerir proteína extra?" É uma boa idéia, mas o que acontece quando você faz isso é que durante o exercício você está

tentando perder peso e gordura corporal.
e ganhar mais tônus certo? Bem, quando
você ingerir bebidas de glicose (açúcar)
durante o treino, lembre-se de que seu
corpo quando ingerir essa bebida
açucarada seu corpo libera insulina, então
agora você tem esse nível elevado de
insulina e seu corpo não consegue mais
quebrar a gordura corporal, então isso
está destruindo todo o propósito do seu
treino. Em vez de quebrar a gordura
corporal, você está mantendo o peso.
Você perde muito pouco no processo.

Quando você come uma dieta de jejum
intermitente, o corpo prefere este tipo de
energia e pode usá-lo apenas como glicose
(açúcar). A gordura protegerá os órgãos
vitais e o tônus muscular sem ter que
ingerir suplementos ou bebidas de
recuperação açucaradas. Seu corpo
queimará gordura corporal para a sua
energia agora e você olha e se sente
melhor do que nunca. Então, você não
precisa seguir a propaganda de tomar
proteínas suplementares para economizar
tônus e construir músculos. Seu corpo

usará gordura para fornecer energia e economizar proteína dentro de seus músculos.

Cuidado com a Armadilha do Treino
Quando você ingere uma dieta com baixo teor de gordura e alto teor de carboidratos, você vai para a academia e escraviza horas sem fim na esperança de construir o corpo dos seus sonhos, e na verdade destrói o tônus e a forma muscular . Por quê? Bem, basta dar uma olhada no ginásio e você verá inúmeras pessoas suando para aulas de dança, spin, pesos e qualquer outro tipo de cardio excessivo que você pode pensar, e você começa a pensar que eles não parecem diferentes ; na verdade, eles são parecidos. Sim, é verdade que alguns podem ter um pouco de tônus, ou serem um pouco musculosos, mas parecem flácidos e não exatamente uma imagem do que você quer. Eles não têm tônus ou forma. Basta perguntar se eles estão colocando em todo esse trabalho que eles deveriam estar na capa da Glamour ou

Muscle and Fitness. Eles estão queimando tudo o que há de tônus, posso garantir que eles seguem a mais recente dieta de baixo teor de gordura contando calorias. É um dado. Mas quando você está comendo carboidratos altos para ganhar massa e treinamento, tudo bem por um curto período de tempo, digamos alguns meses, então você pode adicionar quilos de músculo cru, ou reduzir sua ingestão de carboidratos para cortar, funciona melhor.

Jejum Intermitente lhe dá uma vantagem metabólica sobre o resto, porque todas essas coisas mencionadas acima não acontecerão com você. Quando você treina agora seu corpo usará gordura como energia e economizará proteína e tônus muscular no processo, é assim que o corpo funciona. Não há nada de errado em ter um smoothie depois do treino, ou uma barra de carboidratos ou o que você quiser, porque seu corpo está no modo de queima de gordura. Na verdade, é muito melhor treinar com o estômago vazio de qualquer maneira, porque você gasta muito mais gordura corporal enquanto a ingestão de gordura está alta, e você percebe que não está tão cansado quanto quando está com uma dieta pobre em gorduras.

Não se engane, isso é muito importante se você quiser se olhar e se sentir melhor. Outra coisa que notamos com as pessoas que fizeram uma dieta rica em gordura é que você não só perde gordura e peso, mas todas as áreas problemáticas que você já teve desaparecem. Pegue as áreas mais comuns, como a parte interna das coxas e atrás dos braços, o estômago e aqueles rolos de jantar que se acumulam na frente da parte superior do peito quando você usa essa camisa ou vestido favorito. Quando você seguiu a maior parte da dieta com pouca gordura você perdeu peso, mas essas áreas nunca parecem ir embora, você pode estar fazendo compras e ver aquela camisa favorita e experimentá-la, e lá estão aqueles pãezinhos e coxas de queijo cottage, então você se culpa por não comer menos, ou perder aquele treino na semana passada, bem, você estava mais cansado do que você esperava, talvez você tivesse tido um longo dia de trabalho, a última coisa que você quer é ir correr 10 quilômetros ou treino de força. Você vê que isso nunca acontece com o Jejum Intermitente, porque agora você tem o poder da vantagem metabólica e perde peso mesmo em repouso, mesmo que tenha perdido a academia por um mês, e volte mais forte.

Não tem havido uma dieta que tenha atacado a gordura corporal desta maneira, está sempre contando calorias, ou comendo menos gordura e então seu metabolismo fica mais lento, e você não pode perder peso, ou se você se agarra àquele desagradável corpo gordo e parecer horrível no espelho quando você tira a roupa, e se sentindo sexy, esqueça. A libido se foi. E então você decide que vai envelhecer. Eu estou aqui para lhe dizer que existe uma maneira melhor, então você não vai se juntar a mim como muitos outros têm e não desistem. Espera perda de peso e o corpo que você sempre sonhou. Não mais dieta iô-iô, nem morrendo de fome, não mais, não com as vantagens metabólicas que você obtém com uma Dieta de Jejum.

Plano de Ação para Perda de Peso

A Dieta de Jejum Intermitente mostrará a você como não demonizar a gordura saturada, e não fugir dos carboidratos também. Você vai perder peso e estar na melhor forma de sua vida, perdendo até 1,5 e 2 quilos por semana, não é incomum.

COMEÇANDO NO JEJUM INTERMITENTE

Começar o estilo de vida do Jejum Intermitente é simples; muitos "especialistas" em saúde e condicionamento físico fazem a dieta do Jejum Intermitente complicada. Aqui estão os pontos-chave para começar o caminho certo com a dieta do jejum intermitente.

• Você pode comer porções generosas de qualquer tipo de carne, não apare a gordura.

• Você pode comer todos os legumes que desejar, basta observar a contagem de carboidratos em vegetais como brócolis.

• Você pode ter saladas com a maioria das roupagens.

• Você pode comer a maioria dos queijos.

• Use maionese e azeite em tudo.

• Mantenha ovos cozidos prontos para você como um lanche.

• Seja criativo com suas opções de refeição; se é uma omelete, faça um bacon, cheddar, tomate picado e omelete de cogumelos.

• Coma quando estiver com fome, não por um horário.

• Beba muita água para eliminar as impurezas do corpo e evitar a constipação.

Se você tem um desejo compulsivo por sorvetes ou biscoitos, não se preocupe em voltar à dieta após a última refeição.

Você pode tomar todo o café e o chá que desejar, desde que complementos como leite, açúcar, xarope e outros não atinjam o número de carboidratos definido.

Fique longe da maioria dos alimentos açucarados nos primeiros 6 dias, como mel, geleia, xaropes, bolos, arroz, cereais.

Domingo vai para fora em tudo o que você gosta.

Uma palavra em sabotagem

Se você deve ter aquele bagel ou tigela de arroz durante a primeira semana, vá em frente; não se agrade com isso. Eu quero que você sinta a liberdade sobre a comida não se sentir como uma vítima. E o mesmo vale para se você perdeu todo o peso que você queria e caiu e comeu os alimentos errados, não é grande coisa.

Nos próximos capítulos você aprenderá sobre a insulina e o que ela faz, a síndrome metabólica x, os carboidratos são criados iguais? O que fazer se você começasse apenas com alimentos açucarados e assim por diante. Vou guiá-lo e dividir tudo em termos simples para que você nunca se sinta perdido. À medida que o tempo passa, você vai perder peso e entender que não é tão difícil assim que você sabe o caminho certo para fazê-lo. Antes de irmos para lá, vamos recapitular o que este livro fará por você:

Quando você come uma dieta rica em grãos e baixo teor de gordura, você vai precisar de mais carboidratos e isso levará ao acúmulo de gordura no corpo.

A Dieta de Jejum Intermitente deixa você se sentindo satisfeito e não desejando alimentos não saudáveis

A maioria das dietas com baixo teor de gordura exige contagem de calorias. Com o Jejum Intermitente você nunca mais terá que se preocupar com a restrição calórica.

Evite os problemas de saúde de uma dieta rica em carboidratos com baixo teor de gordura.

Com o jejum intermitente, você permanece saudável durante todo o ano, não apenas no verão, ou em ocasiões especiais. Não há restrição apenas pura felicidade alimentar saudável, e melhor de tudo no seu controle.

Teste para cetose/cetona

Sobre o quê é Cetose?

A cetose não é perigosa? Ao contrário do que você ouviu, a cetose é um estado muito natural para o corpo. Muitas pessoas experimentam uma condição chamada cetose quando passam repentinamente de uma dieta rica em carboidratos para uma dieta pobre em carboidratos. Isso ocorre quando as moléculas de cetona estão circulando no sangue em uma quantidade maior do que na dieta anterior com alto teor de carboidratos. Isso é contrário aos mitos, distorções e mentiras impostas pelos vegetarianos e outros adeptos da dieta rica em carboidratos. A cetose permite que o corpo funcione eficientemente e viva da gordura corporal armazenada quando necessário. Cetonas não são um veneno, que é como a maioria dos especialistas médicos e nutricionais se referem a eles. Cetonas fazem o corpo funcionar de forma mais eficiente e são uma fonte de combustível para o cérebro.

A cetose é um processo seguro e normal no corpo humano. Quando você come muito pouco carboidrato, o corpo não vai mais usar glicose e queimar todas as suas reservas, então seu corpo vai começar a queimar o excesso de gordura no corpo, ao invés de depender de glicose para queimar gorduras, e você acumula cetonas no corpo.

O que os "especialistas" chamam de cetoacidose é uma condição com risco de vida comumente associada ao diabetes tipo 1 e diabetes tipo 2 dependente de insulina. A cetoacidose não é o mesmo que a cetose dietética normal. O nível anormalmente baixo de insulina no diabético pode levar a um acúmulo tóxico de glicose no sangue, causando excesso de micção, sede e desidratação. A glicose não pode entrar nas células para produzir energia na ausência de insulina. Isso faz com que o corpo quebre uma quantidade excessiva de gordura corporal e tecidos musculares para obter energia. Então, a cetoacidose se torna uma condição insalubre na qual o corpo tem corpos excessivamente altos de glicose e cetona ao mesmo tempo. Esta condição nunca poderia acontecer a um não-diabético normal com uma dieta reduzida de carboidratos.

Cetose e lipólise normais estabilizam a glicemia dentro de uma faixa normal e previnem a quebra do tecido muscular saudável.

A restrição dietética de carboidratos impede qualquer acúmulo de glicose em excesso. O nível de glicose no sangue permanece perfeitamente normal e estável. O corpo é realmente alimentado normalmente por corpos cetônicos enquanto dormimos. Como você vê uma dieta rica em gordura e cetose são combustível para o corpo e não prejudicial, como quando você está no estado insalubre de queimar glicose (açúcar) para energia que leva ao hiperinsulinismo (níveis anormais de insulina) e diabetes, doenças cardíacas, e traços

Quando você estiver treinando duro e levando seus carboidratos a um nível confortável, isso permitirá que você esteja em um estado de lipólise e atinja a cetose no corpo, e este é o ponto ideal para perder toda aquela gordura corporal e peso que você tem sido tentando tanto perder. Lembre-se que eu disse que facilitaria para você entender, então a lipólise vem em primeiro lugar, em seguida, cetose, sua gordura queima de energia. A cetose acontece porque você está ingerindo uma quantidade reduzida de carboidratos e não precisa ir tão baixo para que isso aconteça. Este processo começa no primeiro dia do seu plano de perda de peso na Dieta de Jejum Intermitente.

Apenas lembre-se de que a lipólise é um estado em que você está quando queima gordura como energia quando reduz os carboidratos e que a cetose é natural, e você não vai ficar doente como alguns podem ter levado você a acreditar.

Tem havido muitos estilos de dietas com pouco carboidrato e alguns funcionam e outros não. Alguns deles te levam tão baixo em carboidratos que você é deixado de fora no frio e se sente perdido, você nunca tem esse sentimento com a Dieta de Jejum Intermitente, porque há total liberdade alimentar.

Para começar, comece com 100 gramas de carboidratos por dia. No entanto, se você quiser acelerar o processo, comece com 50 gramas por dia. Todo mundo é diferente, mas o único fator continua a mesma perda de peso rápida espera por você. Você nunca precisa se preocupar em contar calorias ou tomar shakes ou pílulas.

Eu vou quebrar carboidratos para você e como acompanhar, apenas ter calma e deixar tudo se encaixar.

Como testar Cetonas

Eu não recomendo ficar preso demais se você estiver em cetose, não é realmente necessário. Você ainda pode perder uma quantidade enorme de peso sem estar em cetose. No entanto, é bom saber se você está em cetose. Para começar, dirija-se à farmácia local e peça a Ketostix, o farmacêutico saberá quais são. Eles são tiras de teste que você faz xixi e eles mudam de cor depois de medir cetonas em sua corrente sanguínea.

Eles são relativamente baratos e você obtém muitas tiras de teste. Aqui está como você sabe se você está em cetose:

Se você tem ingerido menos de 20 gramas de carboidratos por dia, deve estar em cetose. Então, tire uma tira para verificar, quando você tiver que fazer xixi, segure a tira debaixo do seu xixi por 5 segundos, então espere a cor mudar, geralmente a garrafa Keto Stix terá uma cartela de cores, simplesmente combine-a com a faixa. Se você estiver em cetose profunda, a faixa será roxo escuro, se você não estiver em cetose, a cor mostrará rosa para rosa claro.

Agora, aqui estão algumas coisas para lembrar, você pode estar em cetose comendo menos de 5 gramas de carboidratos por dia, e as tiras não registram que você está em cetose? Então, o que dá? O corpo não é estático todos os dias, ele está sempre tentando manter o equilíbrio, então você ainda pode perder peso e alguns dias as tiras não mostram cetonas, não se preocupe, é por isso que eu não recomendo ficar preso em tiras de cetona ou verificar com muita frequência se você está em cetose. Acompanhar a sua ingestão de carboidratos é mais importante e manter suas gorduras altas. Todo o resto é uma coisa enigmática.

Como lidar com tendas de perda de peso

E se eu não estiver perdendo peso?

Posso dizer-lhe por experiência própria que, se a sua perda de peso tiver parado, alguns carboidratos estão se arrastando em sua dieta durante a semana. Você percebe que sua calça jeans se ajusta mais solta e sua cintura está bem aparada, você ainda pode estar frustrado com seu peso sendo o mesmo, bem, se você é uma mulher ou homem, não faz diferença, geralmente isso acontece se você estiver levantando pesos e fazendo exercícios de tonificação. Como o músculo pesa mais do que a gordura, tenho certeza de que você já ouviu isso antes e é verdade. Seja paciente e o peso cairá, um benefício adicional é que você está com boa aparência e o músculo queima mais gordura corporal enquanto você descansa, então não se assuste.

Dicas para Começar

O objetivo do Plano de Perda de Gordura 1 para obter o seu metabolismo no caminho certo, e que você pode perder peso sem esforço. Por favor, não pule direto para o Plano de Perda de Gordura 2 porque você estará enganando a si mesmo. Você pode acabar decepcionado e não atingir suas metas de perda de peso, fazendo isso, então siga tudo ao pé da letra como um caminho seguro de sucesso. Aqui estão algumas dicas para ter em mente quando você começar.

1. Comer três refeições por dia, ou cinco a seis pequenas refeições, isso não importa. Não passe mais de três horas sem um lanche ou refeição alta em gordura.
2. Coma quando estiver com fome e não pelo relógio.
3. Se você quiser que os níveis de energia sejam maximizados, coma seus carboidratos à noite.
4. Espalhe seus carboidratos ao longo do dia ou coma todos de uma só vez.

5. Assegure-se de comer combinações de gordura e carne com vegetais para que os alimentos tenham um melhor sabor

6. Para começar a comer não mais que 30 gramas de carboidratos por dia. Os carboidratos podem ser provenientes de frutas, vegetais, pães, massas, sorvetes, desde que você não ultrapasse a quantidade alocada.

7. Não fique desapontado se você passar por cima de seu ponto de ajuste de carboidratos para o dia, o número não estiver definido, você atirar por 100 gramas e acabar comendo 130, não é grande coisa, você não vai magicamente ganhar peso.

8. Não se empobreça em uma refeição, tente parar antes de ficar satisfeito, um benefício adicional de uma dieta rica em carboidratos com baixo teor de gordura é que você não come

demais porque a gordura deixa você satisfeito.

9. Se sentir algum cansaço durante a fase um, ou irritabilidade, tomar um lanche controlado de carboidratos de sua escolha, você pode tomar sorvete, ou um bagel com cream cheese, o que quiser, se não estivesse em uma dieta de privação, faça sua dieta aqui .

10. Certifique-se de verificar os rótulos quanto ao teor de carboidratos, não se preocupe com a porcentagem, apenas conte os carboidratos totais e menos o conteúdo de fibras, porque a fibra é um carboidrato indigerível.

11. Comer em qualquer restaurante que você quer, e se sair com a família ou amigos, está tudo bem para sair da dieta, mesmo se você estiver em fase 1, basta voltar a comer carboidratos ricos em gordura

reduzida após a festa. Não se torture; Lembre-se, é sempre sobre o equilíbrio. Então, vá e aproveite o hambúrguer com o pão, as batatas fritas com ketchup e a salada com molho de gordura.

12. Tente beber refrigerantes diet e beba café com cafeína (a cafeína também ajuda na perda de peso), você pode tomar seu café favorito, contanto que não ultrapasse a contagem de carboidratos do dia.

13. Beba água diariamente, mas não muito, porque há água nos legumes e no café da manhã, e muita água não vai deixar você com fome e lhe dar uma falsa sensação de saciedade e pode trazer de volta o desejo por comidas açucaradas.

14. Se você tiver constipação ou diarréia, tome cápsulas de casca de psyllium conforme as instruções ou o pó diariamente

até os sintomas desaparecerem. Outro truque se você está tendo constipação é também tomar azeite, basta ter um copo de seu suco favorito e tomar 3-4 colheres de sopa de azeite e que deve fazê-lo.

15. Torne os finais de semana divertidos e coma o que você quiser, mas no minuto em que você se sentir inchado, recupere a gordura e reduza os carboidratos.

Seu nível exclusivo de carboidratos para máxima manutenção de peso

Como você perde e mantém seu peso é exclusivo para você. E isso é ótimo porque esta é uma maneira universal de comer que você pode adaptar às suas necessidades. Aqui estão algumas dicas básicas para começar a encontrar o seu nível de carboidratos único:

1. Quando você reduz carboidratos em sua dieta ao

fazer o jejum, você perde peso muito mais rápido.

2. Você deve contar seus carboidratos.

Quando aumentar carboidratos para que você possa encontrar o seu nível

Eu te disse que faria tudo simples. Normalmente, os efeitos da alteração metabólica acontecem em 1-3 dias, ou seja, quando você começa a entrar no modo de queima de gordura e aumenta a lipólise, e durante as duas primeiras semanas consegue ver como seu corpo funciona com um nível reduzido de carboidratos ou se Só preciso de um pouco de carboidratos aqui e ali. Se você se sentir bem no nível de carboidratos que você está depois de duas semanas e a perda de peso estiver estável, você pode fazer outras duas semanas naquele nível de carboidratos. Vá em frente e experimente um pouco batendo os carboidratos para 100 gramas, se você notar inchaço e fadiga ou perda de peso, então reduza seu nível de carboidratos em 50 gramas. Se você está realmente cansado e irritado, você pode aumentar seus carboidratos em 30 gramas para ver se isso ajuda com os sentimentos negativos, se ele funcionar de volta para reduzir os carboidratos. Tome nota de qual hora do dia em seu diário e o que você comeu, digamos, uma banana, talvez, ou sorvete, então você pode ter isso como uma emergência, enquanto a sua transição para um queimador de gordura.

Se você passar a primeira semana no plano 1 ou 2 com cores voadores e você se sentir cansado e cansado pela quinta-feira seguinte, então eu tenho uma dica que me ajudou tremendamente. Você come o que quiser na quinta-feira ou o que quiser no dia em que se sentir cansado e, se começar, amassando seus carboidratos em 200 gramas e indo de lá, mas apenas naquele dia, e no dia seguinte voltará a reduzir seus carboidratos novamente. Você não vai ganhar peso algum.

Se você se exercitar muito e se encontrar apenas fazendo cocô, fazendo exercícios aeróbicos, pesos ou sua aula habitual de dança carumba, então você quer beber uma bebida à base de carboidratos antes e durante exercícios como Gatorade ou ter uma refeição à base de carboidratos 1 ou 2 horas antes seu treino. Você pode consumir até 100 gramas de carboidratos antes e depois. Isto é perfeitamente certo, pois irá ajudá-lo a se acostumar com o nível mais baixo de carboidratos que você tem feito durante toda a semana. Você também não precisa se preocupar com a fonte de carboidratos, você não precisa comer granola ou pão sem farinha, pode usar o Taco Bell ou o que mais lhe agrada e até mesmo uma coca. Lembre-se das contagens de carboidratos.

Se você iniciar qualquer um dos Planos de Perda de Gordura e seu simples cocô todos os dias, precisará aumentar o nível de carboidrato em 50 gramas todos os dias até começar a se sentir normal novamente, e imediatamente perceberá isso imediatamente. nível de carboidrato a 50 gramas por dia e você tem uma semana e meia e se sente péssimo, então você sai para comer com os amigos e decide comer batata-doce frita, bem depois de comê-los você se sente ótimo, então marque seu diário com o nível de carboidratos e siga para a próxima semana que é o nível mais baixo em que você pode funcionar enquanto ainda está perdendo peso. É fácil, lembre-se disso:

Seu nível de conforto de carboidratos é aquele que você pode sentir mentalmente e fisicamente espetacular enquanto ainda está perdendo peso e comendo o nível mais baixo de carboidratos.
Descobri que a maioria das pessoas, ao reduzir os carboidratos, se sente mais à vontade a 100-150 gramas por dia, enquanto outras podem funcionar 20 abaixo, então, novamente, seu indivíduo e também você pode se encontrar metabolicamente também, por exemplo; Conforme você progride nos planos, pode achar que não se sentiu bem com 10 gramas por dia, mas, aos 60 anos, com o passar das semanas e com o peso perdido, você se sentirá bem aos 20 permanentemente, você saberá que o nível confia em mim .

O período de tempo não é o mesmo para todos, mas manter o controle é importante. Por isso, enfatizo a importância de acompanhar seus níveis de carboidratos no início e durante os planos. Isso ajuda tremendamente. Você pode encontrar seu nível de conforto de carboidratos na primeira semana, outros pode levar um mês. Uma coisa que é certa é que, embora possa demorar um pouco, você ainda vai perder peso, e uma vez que você encontrar o número onde você se sentir bem em manter sua perda de peso é tão fácil. Não se preocupe com o número ou o nível, apenas se divirta e perca peso, lembre-se de que a vida é jornada, não um destino.

Por que a contagem de Carboidratos é importante para perda de peso

Não é apenas a contagem de carboidratos importante para saber quanto você está consumindo, mas é importante para perder peso. Alguns que fazem a Dieta do Jejum Intermitente acham que podem observá-lo e fazer dieta. O que acaba acontecendo é que não importa em que nível você esteja, você descobrirá rapidamente que, se não tiver contado e, de repente, olhar para a contagem de carboidratos do dia, era de 400 gramas. E então você se perguntou por que o peso não estava aparecendo. Por isso é importante contar. Digamos que sua quantidade diária de carboidrato de 50 gramas esteja funcionando e seu peso perdido; repassar esse número você começa a ganhar peso, então volte para 50. Nunca se preocupe com a quantidade de comida consumida ou com o nível total de calorias, não se engane, são os carbos que engordam aqui.

Durante a primeira semana, eu sugiro que você não examine sua contagem diária de carboidratos, nem mesmo na segunda semana, para que a perda de peso seja alcançada e você reinicie seu metabolismo. . Mais tarde, enquanto você estiver no Jejum Intermitente, você pode começar a aumentar, já que conversamos anteriormente sobre o seu nível de carboidratos para encontrar aquele ponto ideal, onde você está mantendo ou quer perder mais peso. Aumente seus carboidratos muito cedo e a perda de peso é lenta. Após a segunda semana, comece por aumentar a ingestão de carboidratos em 10 gramas por dia, por isso, aumente o ritmo e, depois de duas semanas nesse nível, veja se o peso aumentou, perdeu ou manteve. Você pode adicionar 10 gramas bem fácil agora, porque você sabe quais dos seus favoritos contêm quanto e quanto você está usando seu contador de carboidratos, certo? Continue dessa maneira até perder a firmeza e, se não, descer novamente.

Lembre-se de quanto carboidrato você ingere vai determinar se você perde ou não peso constantemente. Por esta altura você pode ter favoritos quando se trata de certos alimentos. E se você gosta de frutas ou vegetais, pode começar a adicionar seus favoritos, uma tigela de blueberries com iogurte ou parfait de banana com aveia, na contagem de carboidratos certa, nenhum deles prejudicará a perda de peso. Não é a porção, mas a contagem de carboidratos.

FAQ

Perguntas Frequentes
Aqui estão respostas para perguntas comuns de leitores sobre dieta, treinamento, estilo de vida e nutrição.
Musculação e Fitness, reduzindo seus carboidratos e comendo direito vai ter muita controvérsia por trás disso, especialmente na comunidade de saúde. E por uma boa razão, isso apenas contraria o que você pode ter sido dito pelos "especialistas" e pela indústria de dietas, mas um fato permanece: funciona. Basta colocar à prova, simplesmente não há melhor maneira. Quando se trata de ingerir menos carboidratos, esse tópico por si só é capaz de irritar algumas penas. Carboidratos não são tão rachados para ser como foi dito, e mais e mais pessoas estão acordando para a evidência de que a gordura da dieta é necessária pelo corpo e pode prevenir e reverter a maioria das doenças dentro de nossos corpos.

Sendo que cortar com carboidratos não é novo, e baseado em pesquisas recentes e nutricionalmente, uma maneira melhor de comer; as pessoas ainda vão ter preocupação e dúvida sobre se é seguro ou não, então eu decidi, neste último capítulo, trazer as perguntas mais comuns que me foram feitas, e assegurar a todos que isso não é apenas mais uma dieta de moda passageira. , ou livro de treino, não só isso, mas para lhe dar um resumo sobre como tudo funciona e talvez alguns pontos que eu não estava claro, com que aproveite.

Ei! Cortar meus carboidratos é apenas outra dieta da moda, certo?

Muitos pessimistas gostariam de chamar low carb de "moda passageira", mas essa maneira saudável de comer não é nada disso, dietas como essas são aquelas em que você perde peso e depois ganha de volta após um período de tempo. Você conta as calorias e corta a gordura até quase zero e descobre que nunca conseguirá manter o peso, para que desista em pura frustração.

O corte de carboidratos pode manter o peso, e você descobrirá que isso não é mais fácil porque o seu metabolismo é acelerado e quente. Quando você ingere uma dieta rica em gorduras, pobre em carboidratos, a gordura literalmente derrete você e fica desligada.

1. Não é verdade que a gordura saturada cause doenças cardíacas?

Isso é o que acontece sobre doenças cardíacas agora, mas a pesquisa realmente prova o contrário quando se trata de gordura saturada causando doença cardíaca.

2. E se eu apenas comer tudo um pouco e com moderação?

O que acontece quando você come tudo um pouco é que você está apenas seguindo uma dieta com baixo teor de gordura disfarçada e nunca atingirá a saúde ideal. Embora seja inteligente, você estará perdendo nutrientes vitais e terá que trabalhar como um animal para entrar em forma, e ninguém pode sair o tempo todo. Assim, no esforço para perder peso desta forma você acaba ganhando o peso de volta, por vezes, mais ainda no processo. Você acaba morrendo de fome assistindo suas calorias; trabalhando mais e, em seguida, o que acontece quando o aumento do exercício? Você fica mais faminto e, então, fica gordo. Na verdade, estudos mostraram que você perde mais peso em dietas com carboidratos controlados do que em dietas com baixo teor de gordura.

3. Não comer gordura vai me tornar gordo?

Isso é o que todo mundo incluindo os "especialistas" e a indústria da dieta estão recomendando e empurrando em nossas gargantas, isso simplesmente não é verdade. Ver comer uma dieta rica em gordura e pobre em carboidratos vai realmente torná-lo mais magro e mais tonificado que qualquer outra dieta e mais rápido do que qualquer outra dieta lá fora agora. Quando você come menos carboidratos e come mais gordura, seu metabolismo funciona melhor e quebra a gordura corporal como energia.

Lembre-se de nossa amiga insulina? Bem insulina é realmente o que você deve se preocupar com não gordura. Depois de comer uma refeição composta principalmente de carboidratos em qualquer forma, legumes, frutas, pão, arroz e grãos integrais, a glicose (açúcar) quebrada da comida é liberada na corrente sanguínea, então o pâncreas bombeia a insulina para processar a glicose. (açúcar). Então, o que quer que seu corpo não use fica armazenado como triglicerídeos e gordura corporal. Lembre-se de que você está comendo uma dieta composta principalmente de carboidratos, preparada para adoecer e engordar.

O ataque de gordura precisa parar e as pessoas precisam saber sobre como fomos enganados, até então você pode encontrar alívio no fato de que você está ficando mais saudável e mais apto por comer gordura.

4. Quem são os "especialistas?"

Os "especialistas" são pessoas como médicos, nutricionistas, dietéticos, educadores de diabetes, (ADA) Associação Americana de Diabetes (ADA), Associação Americana de Dietética, indústria médica e afins que empurram grãos, cereais, pães, massas e arroz, frutas e alimentos que estão nos levando a um declive escorregadio para diabetes e doenças cardíacas, onde estamos nos perguntando como tudo aconteceu.

5. E se eu apenas cortar as calorias?

Sim, você pode perder peso reduzindo seu consumo de comida, mas o que acontece de novo é que você está morrendo de fome no processo, e pode até parecer pior, então eu não recomendo. A única contagem de calorias é quando você está no modo antigo de comer carboidratos altos misturados com a gordura. A equação de calorias em calorias está desatualizada e não ajuda muito em suas metas de perda de peso, pelo menos não a longo prazo.

6. Então os carboidratos são ruins?

Não, nada está errado com carboidratos e eles são encontrados na natureza. O brócolis contém e a maioria dos vegetais e frutas também. Estes alimentos são embalados com vitaminas e minerais essenciais também. Quando me refiro a carboidratos e altos níveis de insulina como causa de níveis elevados de glicose, é quando você começa a ter problemas de saúde. Alimentos como arroz branco / integral, sucos, geléias, mel, açúcar de mesa, refrigerante, doces, pão e qualquer coisa processada que você encontrar na prateleira do supermercado. Eles são carregados com açúcar e causam o maior dano.

Quando você está começando a fase de perda de peso do Jejum Intermitente, você estará cortando a maioria dos alimentos açucarados e o melhor de tudo é fácil de fazer: Não importa em que plano você esteja, não se preocupe muito com carboidratos e coma o que desejar. De segunda a quinta, você mantém o nível de carboidratos abaixo de 100 a 50 gramas de carboidratos por dia ou menos, para acelerar o processo de perda de gordura. Você pode comer quase qualquer combinação de carne e legumes que você pode pensar, omeletes de bacon e ovo, bife e couve de Bruxelas com manteiga real. Sem contagem de calorias, sem longos treinos, sem jantares congelados. Você ganha todas as vezes.

7. E quanto aos queimadores de gordura? E diuréticos?

Fique longe desses suplementos perigosos em qualquer forma, seja líquido, comprimidos, etc. Muitos suplementos perigosos que contêm ephedra ma huang, cafeína e pílulas dietéticas com sinefrina podem levar a sua frequência cardíaca a níveis perigosos, e se você estiver exercendo isso pode causar arritmias cardíacas ou morte súbita cardíaca em outras palavras, um ataque cardíaco no local da pressão e da demanda no coração.

Dependendo dos ingredientes, os queimadores de gordura podem ter muitos tipos diferentes de efeitos colaterais, incluindo náusea e diarréia. Queimadores de gordura também podem interferir com a eficácia dos medicamentos prescritos que você pode tomar. Efeitos colaterais mais graves também podem ocorrer, como tontura e morte súbita.

Quando se trata de diuréticos (pílulas de água), estes são sérios e você nunca deve brincar com estes, a menos que prescritos por um médico. Além disso, o uso de diuréticos como uma forma de perda de peso pode fazer com que o corpo perca água e eletrólitos necessários. Isso pode passar fome no coração e causar insuficiência cardíaca, insuficiência renal, coma e até mesmo a morte. No que diz respeito à retenção de água e líquidos, você nunca precisa se preocupar com o fato de comer uma dieta com alto teor de gordura e baixo teor de carboidratos. A única vez que você precisa se preocupar com isso é quando você está com a dieta baixa em gordura alta em carboidratos, onde você está todo inchado e segurando a água de toda a glicose (açúcar) que você estaria comendo. Se for um problema, você pode simplesmente diminuir a quantidade de carboidratos para corrigi-lo, independentemente do Plano de perda de gordura que você está seguindo.

Meu conselho é ficar longe deles. Você não precisa deles, pois você estará consumindo mais do que o suficiente vitaminas e nutrientes da carne, pois eles são embalados e carregados com nutrientes. E quando se trata de diuréticos (pílulas de água), só tome-os se eles são prescritos e, em seguida, você deve planejar sair deles. Lembre-se quando se trata de perda de gordura e saúde nada bate uma dieta rica em gordura pobre em carboidratos.

8. Foi-me dito que o corpo precisa de açúcar e glicose para energia e sem esses nutrientes necessários, o corpo vai sofrer, isso é verdade?

Isso é realmente verdade, mas somente se você está seguindo a dieta de baixo teor de gordura com muitos carboidratos, porque você tem um metabolismo que escapa ao açúcar (glicose). Depois de ter mudado o seu metabolismo para se tornar um queimador de gordura eficiente, você usa sua própria gordura corporal como energia, que é uma fonte muito mais eficiente, pois muitos órgãos vitais, como cérebro, coração, entre outros, precisam de gordura para funcionar. Seu cérebro e energia, na verdade, serão muito melhores do que uma dieta rica em carboidratos.

Carboidratos não são essenciais na dieta, e é um mito, apesar do que você ouviu. Depois de passar a comer menos carboidratos, mais saudável você se torna. Os carboidratos (açúcar) podem causar muitas doenças, algumas das quais você pode estar sentindo agora.

9. Essa dieta não me deixa constipado?

A fibra é muito importante ao fazer a Dieta de Jejum Intermitente, porque você estará fazendo a transição para um queimador de gordura eficiente e reduzindo os carboidratos que podem causar uma pequena constipação, ou você pode ter intestinos frouxos porque a gordura é como um amaciante de fezes. Este é realmente um plus porque você se livrar das impurezas no sangue e intestinos que foram construindo com constipação constante. A fibra suplementar manterá você regular. Continue a tomá-lo por alguns meses e, em seguida, se você se sentir bem, você pode diminuir o consumo de vegetais frescos e consumir mais fibras vegetais e tomar as cascas de psyllium conforme necessário. Muitos não experimentam constipação ou intestinos soltos quando reduzem seus carboidratos, então dê um passo de cada vez.

10. Então, ser gorda e com excesso de peso é ruim para sua saúde?

Ser gordo ou com excesso de peso não é, por si só, ruim para sua saúde. Os comportamentos que podem fazer você engordar - consumir excesso de açúcar e amido, sem fazer nenhum exercício - também podem arruinar sua saúde, e é por isso que estar gordo está associado a problemas de saúde. Mas é perfeitamente possível ser gordo e saudável. Também é possível ser magra durante o desenvolvimento de diabetes tipo II e doença cardíaca.

11. E quanto às doenças cardíacas e ao HDL "bom" e ao colesterol LDL "ruim" afetado por essa dieta?

Doença cardíaca e níveis elevados de colesterol não são causados pela ingestão de gordura saturada, e as últimas pesquisas sugerem que é praticamente impossível obter qualquer efeito nocivo da gordura. Existem muitas regiões ao redor do mundo agora que comem uma dieta rica em gordura e estão prosperando, lugares como Okinawa, onde eles vivem bem mais de 100 anos de idade e comem carne de porco e gordura de porco como se estivesse saindo de moda e doenças cardíacas e colesterol é inédito. O hiper insulismo (Resistência à Insulina) é o problema real aqui, onde você come açúcar e então seu corpo tem que produzir insulina alta, o que aumentará seus níveis de triglicérides e diminuirá seu bom colesterol (HDL) e aumentará o mau (LDL).

Essa ingestão constante de açúcar causará altos níveis crônicos de insulina e, com o tempo, fará com que seu corpo se agarre à água e ao sal, fazendo com que sua pressão suba para níveis perigosos e danifique seu sistema circulatório.

Apesar de toda a negatividade da gordura e todo o hype em torno dele, muitas pessoas realmente reverteram suas doenças cardíacas e os níveis de colesterol voltaram ao normal, sem a necessidade de drogas perigosas ou suplementos, alguns dos quais são questionáveis.

Eu ainda recomendo que você faça um checkup e faça seu exame de sangue apenas para estar seguro, e alguns meses depois faça seu exame de sangue novamente. Você pode então tomar uma decisão educada se cortar seus carboidratos estiver funcionando ou não. Eu garanto a você que isso vai mudar sua vida para sempre.

12. Como é que ninguém pensou nesta maneira de comer antes?

Esta forma de dieta, na verdade, não é nova, tendo havido muitas dietas antes, como South Beach, The Zone e Atkins e, embora estas foram excelentes, o Guia de Iniciantes Intermitentes de Dieta de Jejum é da mais recente pesquisa e estudos atualizados que estão agora vindo a tona. O que você tem aqui é o melhor dos melhores e mais eficiente método. Grande parte da ciência por trás dessa maneira de comer foi em grande parte ignorada e nós adicionamos e eliminamos todas as adivinhações para você.

Uma coisa muito importante a lembrar é que a gordura ser o diabo vai parar em breve e saúde e bem-estar é todo seu agora, não importa o que diz o senso comum.

13. Por que você é anti-álcool?

Eu nunca disse que eu era anti qualquer coisa, eu acho que uma bebida ocasional aqui e ali está bem, mas à luz disso tudo, o álcool é um depressivo e você pode se tornar dependente dele, e dizemos que qualquer coisa que pudesse viciar você não é coisa boa, não se engane, o álcool arruinou a vida de muitas pessoas e as entrelinhas e detalhes levaria todo um outro livro. Além do álcool, afinal, é o açúcar, e estamos tentando eliminá-lo o máximo possível da nossa dieta, então o álcool realmente não tem lugar quando se tenta perder peso e se sentir melhor consigo mesmo.

14. Não tenho tempo para me exercitar, o que devo fazer?

Meu melhor conselho é encontrar tempo, criar tempo! Só você conhece melhor sua agenda. Mas pergunte a si mesmo primeiro, você está realmente precisando de tempo ou está ficando acordado até tarde assistindo seu programa de TV favorito ou olhando para Snapchat ou

Facebook? Levante-se mais cedo, às 4 da manhã e tome um pouco de café, um bagel com cream cheese e vá até a academia por 20 minutos.

15. Estou sempre viajando a trabalho, às vezes em países estrangeiros; Ainda posso acompanhar o programa no seu livro?

Você com certeza pode? Na verdade, eu viajo muito também, estou no Vietnã uma semana, depois vou para Dubai e talvez eu esteja na Alemanha fazendo um seminário. Eu sempre encontro tempo para fazer exatamente o que eu coloquei no meu programa. A maioria dos hotéis e resorts tem academia ou piscina; Eu fiz um ótimo treino nos lugares mais idiotas que você não podia imaginar. Tem que descer a rua do hotel? Ótimo! vá nadar, você vai ter um ótimo treino, sem praia? Vá procurar uma garota ou um cara, sim, que conta como um treino também.

Manter sua dieta pode ser um problema, mas você pode sobreviver, não precisa ser tão rigoroso, viver um pouco e aproveitar a culinária local onde quer que esteja. A maioria dos países terá proteínas e legumes no cardápio, e até mesmo os aviões têm proteína no cardápio, não se preocupe, quando você chega em casa pode ser um pouco mais rigoroso.

16. Eu mostrei seu livro para o meu personal trainer na minha academia e ele disse que seu livro está errado e devo segui-lo?

Seu treinador é provavelmente um cara legal e tem boas intenções. No entanto, muitos treinadores não sabem qual é o fim quando se trata de dieta e treinamento, eles lêem um livreto que é um cortador de biscoitos e é personalizado para um teste para que eles possam obter a certificação. E a maior parte dessa informação é delineada pela American Diabetes Association (ADA), pela American Heart Association (AMA) e pela USA Dietary

Guidelines; eles não estão levando em consideração uma pessoa bem informada, como você, que quer ir além de alguns "Especialistas" - um tamanho universal para todas as recomendações.

Se você seguir tudo o que eu escrevi neste livro, você estará à frente da maioria quando se trata de construir músculos, desenvolver força, comer direito e se divertir fazendo isso.

Milhares de pessoas em todo o mundo seguem programas como os deste livro e seus resultados são fenomenais.

17. Alguns amigos na academia que estão em ótima forma não fazem o Jejum Intermitente e disseram que, se eu quiser me tonificar e perder peso, tenho que fazer mais repetições e séries para cada exercício na academia.

Ser "magro" nem sempre significa que eles são saudáveis, e como eles chegaram a ser enxutos é outra história, também quanto tempo eles levaram para chegar lá. Com o Guia de Iniciantes do Jejum Intermitente você pode construir grupos musculares rapidamente, e eu não estou brincando, as pessoas perguntarão "O que você está tomando?" Depois de algumas semanas. Então, esses "Bros" ou "Amigos" podem ser magros, mas quanto tempo demoraram, 3 anos? Você poderia obter seus resultados em 6 meses no máximo e ser saudável por dentro também.

18. Quanto peso posso esperar perder ou ganhar com este livro?

Perder peso geralmente não é um problema, é o ganho onde a maioria das pessoas acha que eles estão tendo um problema. Você pode esperar perder 30 quilos de gordura em 1-2 meses, se você seguir tudo à risca, na medida em que perder peso, quando cortar carboidratos, isso depende de quão abaixo você vai, se seus níveis de carboidratos são consistentemente mais que 300 gramas você terá dificuldade em perder peso.

Você pode esperar perder até 9 quilos em duas semanas e não, não é o peso da água.

19. Eu não gosto de cozinhar e não tenho acesso a uma cozinha, como eu ainda posso seguir sua maneira de comer?

Eu também não gosto de cozinhar, (risos), deve ser dos meus tempos de faculdade, eu acho. De qualquer forma, tenho um professor amigo meu que trabalha na Columbia University, digamos que esse cara não tem tempo, ele é provavelmente um dos caras mais ocupados que eu conheço, mas ele nunca cozinha, mora sozinho e não tem um pote. Ou panela, ele come em restaurantes e lanchonetes de fast food e seu painel lipídico de jejum é limpo como um apito, por quê? Porque ele quase não come açúcar e amido, ele adora o estilo de vida com pouco carboidrato e quando tem tempo adora caminhar ou andar de bicicleta. Você tem que ficar tão pobre em carboidratos, não, mas saiba que você não precisa ser um chef de classe mundial para manter a forma física e ser estimulado. Não carrega comida com você também, você vê um Burger King? Ótimo, vá de carro até o *drive-thru* e peça 2 whoppers com queijo, sem pão, alface extra e tomate, pegue um garfo e *Coca-Cola* de dieta, proteína instantânea, barata e rápida, se você não está cortando, vá para a cidade no pão com fritas.

CAPÍTULO 2:
JEJUM INTERMITENTE: COMIDA E LISTAS DE COMPRAS

ÓLEOS E GORDURAS

Gordura é sua amiga

Antes de entrarmos nas especificidades de como perder peso e começar a construir um tônus muscular e ficarmos enxutos, você precisará conhecer melhor o básico. Somente sabendo que "a gordura é sua amiga", você pode escolher melhores hábitos alimentares e manter-se motivado e comprometido, para que possa alcançar o corpo que sempre desejou e ter sucesso ao longo da vida com a manutenção do seu peso.

Uma chave para o seu sucesso será entender a diferença entre "gorduras boas" e "gorduras ruins", como comer mais dos tipos bons e menos do que o ruim lhe permitirá alcançar uma saúde ótima.

Ao olharmos para os padrões alimentares de nossos ancestrais, sabemos que foi variado, mas um fator permanece que, geneticamente, podemos usar gorduras como energia, particularmente nossa gordura corporal armazenada, e essa capacidade quase não é utilizada com a prevalência da dieta rica em carboidratos. que estamos consumindo.

O que são gorduras?

Por muitos anos, a maioria dos gurus da dieta tem pregado os males da gordura dietética. O fato é que a gordura dietética é essencial para uma boa saúde. A gordura é fundamental para as funções do corpo. Ajuda a dissolver vitaminas, lubrificar a pele e manter a estrutura das membranas celulares. No entanto, é também denso em energia, contendo 9 calorias por grama, o que literalmente faz com que seja uma fonte de energia. A gordura também é necessária para a absorção adequada, transporte e função das vitaminas lipossolúveis A, D, E e K. Os lipídios (um termo geral para todos os tipos de gorduras) são usados pelo corpo para produzir hormônios e outras substâncias. pode ajudar a boa saúde e proteger contra doenças degenerativas. Eles também são uma excelente fonte de energia, muito superior às frutas, verduras e outros carboidratos que os "especialistas" nos dizem que nos manterão por mais tempo.

Ácidos Graxos Essenciais

Os ácidos graxos essenciais (AGEs) são blocos de construção necessários para todas as células dentro de nossos corpos. Estes são os tipos de gordura que são essenciais para a vida. Alimentos e alguns suplementos podem fornecer essas gorduras "boas". Alguns alimentos comuns onde eles são encontrados são: óleo de linhaça, linhaça, farinha de linhaça, óleo de cânhamo, sementes de cânhamo, óleo de semente de uva, sementes de abóbora, pinhões, pistache, sementes de girassol (cru), azeite, azeitonas, óleo de borragem, noite óleo de prímula, óleo de semente de groselha preta, óleo de castanha, frango, entre muitos outros. Ômega-3 óleos de peixe, óleo de salmão e assim por diante.

Por outro lado, existem certas gorduras que podem ser realmente prejudiciais à sua saúde e podem levar a sérios problemas de saúde. No entendimento das chamadas gorduras "boas" e "ruins", é crucial entender as diferenças e observar a composição química dos diferentes tipos de gorduras. Quando se trata de gorduras e óleos se é saturado (de origem animal) ou de origem vegetal (semente de oliveira e uva).

Lembre-se que a gordura encontrada em nossa comida é composta principalmente de ácidos graxos. Esses ácidos graxos são classificados em três grandes grupos: saturados, monoinsaturados e poliinsaturados. Esses termos simplesmente se referem ao número de átomos de hidrogênio que se ligam à molécula. Todos os ácidos graxos são compostos de uma cadeia de átomos de carbono com átomos de hidrogênio preenchendo os espaços ao redor de cada átomo de carbono.

Ácidos graxos saturados

Este é o que recebe a conversa mais negativa quando é levantado, mas é realmente essencial por si só. Ácidos graxos saturados são um átomo de carbono preenchido com átomos de hidrogênio quando os espaços ao redor de cada átomo de carbono estão completamente cheios, ou saturados com átomos de hidrogênio, você tem um ácido graxo saturado. Como cada átomo de carbono é completamente cercado por átomos de hidrogênio, os ácidos graxos saturados são compactos em sua estrutura, tornando-os extremamente estáveis, mesmo sob altas temperaturas. Ácidos graxos saturados são encontrados principalmente em gorduras animais como leite, queijo, carne vermelha, frango, banha, bem como em óleos tropicais, como coco e óleo de palma vermelho. Seu corpo faz alguns dos seus ácidos graxos saturados de carboidratos em sua dieta.

Ácidos gordos monoinsaturados

O tipo mais comum de ácido graxo monoinsaturado encontrado nos alimentos é chamado ácido oleico. Ácidos graxos monoinsaturados são encontrados no azeite de oliva, abacate, amendoim, amêndoas, nozes, macadâmia e castanha de caju. Seu corpo também pode produzir ácidos graxos monoinsaturados a partir de ácidos graxos saturados.

Ácidos graxos poliinsaturados

Esses tipos de gorduras tendem a permanecer líquidos mesmo na geladeira. Eles são altamente instáveis e vão mal facilmente quando expostos ao calor e à luz. Quando ácidos graxos poliinsaturados vão mal, os radicais livres são criados. Os radicais livres são compostos que viajam pelo seu sangue, causando danos a praticamente tudo que eles entram em contato. A exposição consistente aos radicais livres tem sido fortemente ligada ao desenvolvimento de tumores, doenças cardiovasculares, envelhecimento prematuro, doenças auto-imunes, doença de Parkinson, Alzheimer e catarata.

Os ácidos graxos poliinsaturados mais comuns encontrados em nossos alimentos são os ácidos graxos ômega-6 e ômega-3. Esses ácidos graxos são considerados ácidos graxos essenciais, porque seu corpo não pode produzi-los. Eles devem ser obtidos através de sua dieta.

Para resumir a bioquímica dos ácidos graxos, existem três tipos principais de ácidos graxos; saturado, monoinsaturado e poliinsaturado. Os ácidos graxos saturados são extremamente estáveis, mesmo em altas temperaturas, e os ácidos graxos poliinsaturados se tornam prejudiciais à saúde humana quando expostos ao calor devido à formação de radicais livres.

Triglicéridos de cadeia média

Os MCTs (Triglicerídeos de Cadeia Média) podem ser encontrados no óleo de coco. Apesar de não sermos totalmente contra os MCTs, discutiremos mais adiante neste capítulo. Só sei que eles não são melhores ou mais saudáveis do que a gordura saturada para você, isso é apenas mais um estratagema para levá-lo a comer uma dieta baixa em gordura disfarçada.

"Alta gordura, baixo teor de gordura"

Para ser "politicamente correto" quando se trata de comer para a saúde e dieta a suposição é que devemos reduzir nossa ingestão de gordura saturada particularmente proveniente de origem animal, e comer uma dieta rica em grãos integrais, acompanhada de muitas frutas e legumes que significa desastre com o açúcar como ingrediente principal disfarçado. Não é de admirar que a queixa diária seja fadiga e irritabilidade. Gorduras de fontes animais contendo colesterol e gorduras saturadas são apresentadas como os maus quando se trata de saúde e bem-estar. Não é preciso ir muito longe para ver as implicações que a última metade do século XX teve sobre a nossa saúde e com certeza tivemos avanços na medicina, mas a doença cardíaca é pior, não melhor.

A teoria equivocada (que, a propósito, não é um fato) é que existe uma relação direta entre a quantidade de gordura saturada na dieta e a incidência de doença coronariana e a formação de placa em nossas veias. No momento em que escrevo, acredito que a carne vermelha provoca câncer agora. Houve poucas mudanças nas repetidas falsas idéias de que a gordura é ruim para nós. Mesmo com o advento da internet, e os dados e pesquisas que estavam fora dos limites para muitos agora podem ser acessados e com isso, estamos começando a recuperar nossa saúde do estabelecimento, e isso faz com que os poderes sejam um pouco nervosos. Digamos, em um mundo hipotético, que a gordura é boa para nós e que estamos errados o tempo todo, bem, você sabe o que acontece depois? Todo o pedestal sobre o qual os "especialistas" estavam sentados foi retirado, basicamente isso viraria tudo de cabeça para baixo, mas em nome de nossa saúde e bem-estar, você pensaria que eles tinham o melhor interesse em mente, isso claramente não é sempre o caso, é maior do que você e eu sem pensar em você ou em mim. Com toda essa boa conversa sobre gordura, por que precisamos de gordura em nossa dieta?

Por que precisamos de gordura dietética:

• Elevar o humor, resultando em menos depressão

• Melhore a função cognitiva em idosos

• Melhorar o aprendizado e a atenção nas crianças em idade escolar

• Reduzir o risco de doença cardiovascular

• Reduz o risco de câncer de mama e cólon

• Promover uma pele saudável

• Gorduras Saturadas fornecem uma fonte de energia mais eficiente na dieta.

• As gorduras fornecem os blocos de construção das membranas celulares, hormônios, como a testosterona e o estrogênio, o que leva a uma melhor saúde sexual e reprodutiva, melhora da libido.

• As gorduras são necessárias para a absorção adequada, decomposição e uso das vitaminas A, D, E e K pelo organismo.

• As gorduras trazem de volta o prazer de comer e ajudam a refrear hábitos alimentares pouco saudáveis.

Quando se trata da questão da gordura e do papel que ela desempenha nas doenças cardíacas, diabetes e câncer, as chamadas evidências são enganosas. Antes de presumir que você sabe que a gordura é ruim, lembre-se de que existem gorduras boas e ruins, e que levar o seu conteúdo diário de gordura para baixo a nada pode ser muito perigoso para sua saúde e bem estar.

A maioria dos "especialistas" dá uma garantia de que a teoria da gordura saturada (animal) é a principal causa de obesidade e doenças cardíacas e que isso é apoiado por evidências sólidas. Na realidade, a maioria das pessoas ficaria muito surpresa ao saber que nunca houve um único estudo que comprove que a gordura saturada causa doenças cardíacas. E se isso não fosse suficiente, pode-se ver que as taxas de doenças cardíacas dispararam em meados de 1900, o consumo de gordura animal estava diminuindo, não aumentando. O consumo de óleos vegetais, no entanto, aumentava dramaticamente.

Outro detalhe interessante é que metade das vítimas de ataques cardíacos têm colesterol normal ou baixo. Autópsias realizadas em vítimas de ataques cardíacos rotineiramente revelam artérias cheias de placas em pessoas cujo colesterol era baixo (tão baixo quanto 115 em um caso).

Se a necessidade de provas sólidas for justificada, dê uma olhada nas tribos esquimós que habitam a Groenlândia do Canadá até a Ásia, o que mostra vários exemplos fortes de pessoas que florescem em dietas ricas em gordura. Apesar de seu consumo pesado de gordura na dieta, eles não experimentam nenhuma das doenças ocidentais prevalentes que nos atormentam hoje, como doença arterial coronariana e diabetes, tudo o que a gordura saturada deve fazer. Se alguma doença foi aparente nessas pessoas, foi depois que eles adotaram a dieta de pão e grãos que temos comido. Como se pode ver, a dieta rica em gorduras e saúde robusta desfrutada pelo esquimó gronelandês não é nenhuma surpresa e todos os suplementos de óleo de peixe Krill e Omega-3 sendo elogiados hoje podem ser gratos pela pesquisa que entrou em sua dieta rica em gordura.

E não são apenas os esquimós que se beneficiaram da gordura da dieta. Depois, há aquele "Paradoxo francês" perturbador de que tanto ouvimos falar. Os franceses comem muita gordura dietética junto com a Noruega e a Dinamarca com seu amor pelo queijo. Eles têm uma das melhores culinárias do mundo, com patê de fígado e queijo, e outras carnes gordurosas que consomem com muita gordura.

Nada disso é falado em grande extensão, por quê? Porque é chocante dizer o mínimo, e a América do Norte tem uma campanha como a Guerra ao Terror, só que desta vez é gordo. E o que aconteceu quando os pesquisadores e os "especialistas" foram instruídos a investigar esse "paradoxo" em que colocaram o foco novamente seguindo o dinheiro, o vinho tinto! Claro que é o vinho tinto, tem que ser. Não é segredo que os franceses realmente amam vinho, então os "especialistas" nos disseram que os antioxidantes encontrados no vinho, particularmente os compostos fenólicos, são a razão do "Paradoxo francês", e foi isso. Ao contrário da opinião popular, eu diria que a dieta pobre em carboidratos é a razão mais provável. Na verdade, os franceses consomem muito menos carboidratos segundo os padrões americanos, isso foi levado em consideração? Não.

Óleo de Cozinha e Gorduras

Eu sou um grande fã de banha e azeite (extra virgem) como eles cozinham bem e fazem comida sabor fantástico. A banha é realmente boa para o corpo; alguns de vocês provavelmente vão verificar o perfil do rótulo nutricional da banha. Existem 12 gramas de gordura por porção, mas apenas 5 gramas de gordura saturada. Cerca de metade da gordura da banha é monoinsaturada - você sabe o tipo de gordura que supostamente faz com que o azeite seja bom para nós. A gordura saturada, é claro, aumentará seus níveis de HDL, e isso é bom se você me perguntar. O perfil de ácidos graxos da banha é muito semelhante à gordura corporal humana. E se você perder peso e consumir sua própria gordura no processo, isso é bom para você.

Manteiga é ótimo, sal extra ou sem sal é bom. Fique longe de manteigas falsas, como margarinas e manteigas de óleo vegetal, exceto se for manteiga de azeite, no entanto, deve ser 100% de azeite não 40% e o restante de óleo vegetal. Eu digo a você para ficar longe de fazer crer manteiga, não porque eles contêm carboidratos, mas por causa daquela gordurosa gordura trans (óleos hidrogenados) que tem sido falada ultimamente. Eles não são muito bons para você e não devem ser incluídos na dieta de ninguém.

Quando se trata de gordura na carne, por favor, não retire a gordura valiosa como um cirurgião, não só o sabor da comida é agradável, como também a perda da capacidade de gordura preciosa para ajudar a queimar a gordura corporal armazenada. Portanto, mantenha a gordura do bife, a pele do frango e as tiras de bacon também. Lembre-se que não seguiam mais a dieta de baixo carboidrato com baixo teor de gordura.

PROTEÍNAS

As proteínas são os blocos de construção dos músculos e hormônios. Eles compõem os aminoácidos que precisamos para crescer o músculo, manter o cabelo na cabeça, aumentar a testosterona e reparar o tecido muscular quebrado após o ginásio.

Estes são aminoácidos essenciais que são usados para construir, reparar e manter o tecido muscular. Eles são essenciais porque a maioria das reações químicas que ocorrem dentro do corpo humano dependem de proteína. Alimentos ricos em proteínas incluem carne, peixe, aves, ovos - a maioria dos quais quase não contém carboidratos - e queijo, nozes e sementes. Muitos alimentos contêm isso, como leite, ovos, carne e peixe e vários vegetais. Proteína em si não vai fazer você engordar, independentemente do que você ouviu.

O que comer

A dieta do Jejum Intermitente está focada em fornecer ao seu corpo os melhores alimentos integrais naturais de que ele precisa, e se livrar da comida que tem causado ao seu corpo o ganho de peso excessivo e trazer a gordura corporal que não desaparece. Se você quer perda de peso rápida lembre-se que no começo você precisa manter seus carboidratos para 20 - 30 gramas por dia e não mais, se você está tentando construir massa muscular magra, então 100 - 200 gramas por dia é bom, se você repassar esses valores não é grande coisa. Lembre-se que você pode fritar, refogar, fritar ou grelhar e um pouco de farinha ou panificação está tudo bem, contanto que você não ultrapasse a contagem de carboidratos durante o dia. Durante a semana, coma muita gordura e carne com legumes e menos carboidratos e você deve ficar bem. Aqui está uma lista de alimentos que você pode comer:

Para a maioria das refeições, você pode comer qualquer um dos seguintes itens da maneira que quiser:

Carne

Carne (bife com gordura e gordura integral), carne de porco, presunto (spam), cachorro quente, bacon, cabra, cordeiro, salsicha, calabresa, salame, presunto.

Aves de capoeira: pato, frango (gordura / pele), codorna e peru (não magra).

Peixe: Qualquer tipo, incluindo salmão, atum, truta, linguado.

Marisco: Amêijoas, ostras, caracol, vieiras, caranguejo, lagosta, abalone.

Ovos inteiros: Não separe as gemas, cozinhe qualquer estilo, escalfado, cozido, frito em banha ou manteiga.

Queijos e Iogurte

Você pode comer quase qualquer tipo de queijo, juntamente com iogurte apenas não se esqueça de que alguns spreads e queijos, como queijo cottage contêm carboidratos, bem como a maioria dos iogurtes, apenas certifique-se de pegue toda a gordura.

Provolone, cheddar, Gouda, cream cheese, creme de leite, cabra, queijo suíço, azul, todos são ótimos.

Iogurte, qualquer tipo apenas pegue toda a gordura e conte os carboidratos.

Vegetais e Saladas

Coma o quanto quiser, mas consulte o contador de carboidratos vegetais na parte de trás do livro para ver quais têm mais.

Acompanhamentos de saladas

Não se preocupe com o que você colocar em cima de sua salada mais curativos são baixos em contagem de hidratos de carbono de qualquer maneira para verificar rótulos, se o seu encontro fora com os amigos para o almoço desconsiderar a contagem de carboidratos apenas divirta-se. Há uma variedade de coberturas para escolher, como bacon, queijo, ovos, cogumelos, sementes, nozes, óleos (azeitona e vegetais) passas (não exagere).

Sopas e caldos

Sopa é bom, basta observar os minerais ou vegetais e variedades de batata, especialmente aqueles que saem de uma lata. Ensopado pode ficar bem desde que você leve em consideração a contagem de carboidratos. Caldo de carne e caldos claros são especialmente bons nesta dieta porque a ingestão de sódio ajuda na fadiga e eletrólitos.

Temperos e ervas

Sinta-se livre para adicionar especiarias e ervas para animar a sua comida tanto quanto você quer, eles literalmente não têm carboidratos. Verifique os rótulos de seu molho de pimenta favorito, porque alguns têm carboidratos, mas não muito para fazer e impacto sobre sua perda de peso. Lembre-se de torná-lo divertido.

Óleos e Gorduras

Eu sou um grande fã de banha e azeite (extra virgem) como eles cozinham bem e fazem comida sabor fantástico. A banha é realmente boa para o corpo; alguns de vocês provavelmente vão verificar o perfil do rótulo nutricional da banha. Existem 12 gramas de gordura por porção, mas apenas 5 gramas de gordura saturada. Cerca de metade da gordura da banha é monoinsaturada - você sabe o tipo de gordura que supostamente faz com que o azeite seja bom para nós. A gordura saturada, é claro, aumentará seus níveis de HDL, e isso é bom se você me perguntar. O perfil de ácidos graxos da banha é muito semelhante àgordura corporal humana. E se você perder peso e consumir sua própria gordura no processo, isso é bom para você.

Manteiga é ótimo, sal extra ou sem sal é bom. Fique longe de manteigas falsas, como margarinas e manteigas de óleo vegetal, exceto se for manteiga de azeite, no entanto, deve ser 100% de azeite não 40% e o restante de óleo vegetal. Eu digo a você para ficar longe de fazer crer manteiga, não porque eles contêm carboidratos, mas por causa daquela gordurosa gordura trans (óleos hidrogenados) que tem sido falada ultimamente. Eles não são muito bons para você e não devem ser incluídos na dieta de ninguém.

Quando se trata de gordura na carne, por favor, não retire a gordura valiosa como um cirurgião, não só o sabor da comida é agradável, como também a perda da capacidade de gordura preciosa para ajudar a queimar a gordura corporal armazenada. Portanto, mantenha a gordura do bife, a pele do frango e as tiras de bacon também. Lembre-se que não seguiam mais a dieta de baixo carboidrato com baixo teor de gordura.

DRINQUES

Café e Chá Alguém?
Você pode ter tanto café e chá quanto desejar, há ótimos cremes de baixo carboidrato lá fora. Creme batido pesado é ótimo. Refrigerantes são ok apenas ter certeza de fazer uma dieta. A água também é boa. A cafeína também foi mostrada para ajudar com a perda de peso e queima de gordura corporal, seguindo uma dieta rica em gordura baixa em carboidratos, mantendo-o motivado e energético, que são todas vantagens na perda de peso.
Água

A água é um nutriente importante que é frequentemente negligenciado quando se trata de nutrição. Há alguns por aí que recomendam beber um galão ou dois por dia, isso é comédia. Não siga este conselho. A água é importante sim, mas você precisa saber que a água também pode matá-lo em pouco tempo, se você beber demais, isso é chamado de hiponatremia (intoxicação por água), beber uma quantidade louca de água em um dia pode ser perigoso. Você pode fazer com que os níveis de sal em seu corpo diminuam muito. E seu coração pode parar.

Com isso fora do caminho, a água é importante, pois age como um meio de transportar produtos químicos em nosso sistema e faz com que várias outras reações que precisam ocorrer recebam todos os nutrientes certos para onde eles precisam ir.

Uma grande porcentagem do corpo é composta de água em torno de 60%. Músculo compõe cerca de 70% da água também. Gordura compõe cerca de 25% de água.

A demanda por ingestão de água aumentará quando você estiver se exercitando, especialmente em climas quentes ou úmidos ou se estiver suando muito. Quando você perde muita água, você fica desidratado e isso pode fazer com que seus músculos se achatem, pareçam uma porcaria. E não apenas isso, mas quanto menos água você beber, então seu corpo começará a reter água, e então você poderá parecer inchado e perder a definição por todo o corpo.

Quando você retém água, os rins não conseguem se livrar das toxinas adequadamente, então o fígado tem que trabalhar duas vezes para se livrar dos resíduos e isso não é bom porque o fígado quebra a gordura corporal. Então, se você não bebe água suficiente, ocorrem muitas reações em cadeia que prejudicam a construção muscular.

Estar desidratado também fazer backup de sódio no corpo, então agora você tem uma situação com retenção de sal e qualquer sal que você ingerir de alimentos irá armazenar em excesso no corpo e causará mais perda de definição, ou seja, sem olhar desfiado para você.

Como beber corretamente a água

Beba como achar melhor, 8 copos por dia é uma boa recomendação para a maioria dos médicos, mais se for trabalhar em condições quentes e úmidas. Outra maneira de avaliar o quanto você precisa é de sua urina, se quando você vai fazer xixi a cor é amarela, você precisa de mais água, então beba. Outra coisa importante a considerar é, se você está bebendo muita água, você certamente não está comendo o suficiente, a água faz você se sentir completo, e você não pode obter os nutrientes necessários da comida se você está vivendo fora da água sozinho. Não consum mais que um galão de água por dia.

Vitaminas e Minerais

Vitaminas são muito importantes; Eu tomo um multi e recomendo que você tome um bem apenas para cobrir eventuais deficiências nutricionais que possa ter. Qualquer marca está bem, todos eles são ótimos.

Há um mito de que a comida que comemos está sem vitaminas, isso nunca foi provado ser um fato. Se é verdade ou não é de nenhuma preocupação para nós, nós treinamos e nossos corpos exigem vitaminas e minerais que os outros provavelmente não querem tomar ou precisar de qualquer maneira. Eles darão ao corpo um suporte para que ele possa fazer seu trabalho de crescimento e reparo que ocorre.

Listas de Compras do Marcado

Fazer compras ao fazer a Dieta de Jejum Intermitente é fácil como 1, 2, 3, não é tão complicado quanto muitos pensam.

Pense apenas em qualquer alimento que não tenha carboidratos e, ao fazer compras no supermercado, fique fora do meio da loja, pois é onde eles colocam todos os alimentos açucarados e lanches, mas não conseguimos resistir. Você está pronto para comprar o Jejum Intermitente? Vamos começar.

Queijos

Você pode comprar queijo pré-fatiado ou em bloco, não importa, compre o que for mais adequado ao seu gosto.

• Americano

• Azul

• Cheddar

• Casa de campo

• Creme

• Feta

• Gouda

• Mussarela

• Parmesão

• Provolone

• Queijo Ricota (cuidado com a Ricotta, pode ter muitos carboidratos dependendo da marca)

• suíço

Molhos/Temperos
- Vinagre de vinho tinto
- Queijo Azul
- César cremoso
- Rancho
- Azeite
- Mil ilhas

Gorduras e Óleos
- Banha
- Manteiga de amendoim
- Óleo de abacate
- Manteiga
- Manteiga de cacau
- Óleo de côco
- Óleo de peixe
- Óleo de linhaça
- Óleo de Semente de Uva
- Óleo de Macadâmia
- Óleo MCT
- Maionese
- Óleo de noz

Sementes
- Chia
- Linho

- Abóbora
- cártamo
- gergelim
- girassol

Nozes e Legumes
- Amêndoas
- Castanha-do-pará
- Coco
- Avelãs
- Macadâmias
- Nozes
- Pistaches
- Nozes

Frutos do mar
- Salmão Enlatado
- Atum enlatado
- Anchovas
- Peixe fresco
- Baixo
- Carpa
- Linguado
- Arinca
- Cavalinha
- Amêijoas (enlatadas ou frescas)

- Carne de caranguejo (enlatada ou fresca)
- Lagosta
- Mexilhões
- Ostras
- Camarão
- Lula

Farinhas e Farelos
- Farinha de amêndoa
- Farelo de amêndoa
- Cacau em pó
- Farinha de coco
- Refeição de Semente de Linho
- Proteína em pó
- Casca de psyllium
- Farinha de Semente de Gergelim
- Adoçante em Pó Splenda

Ovos
Todos os ovos são ótimos, orgânicos ou não, cabe a você

Bagas
Você pode comprar bagas frescas ou congeladas
- Morango
- Amora

- Oxicoco
- Boysenberry

Suco de Limão e Citrus
- Limas
- Limões

Leites e produtos lácteos
- Leite de amêndoa
- Coco
- Iogurte grego
- Creme de leite
- Nata
- Leite de soja
- Chantilly (enlatado e banheira)

Carnes
- Carne Bovina
- Carne de porco
- Bacon
- Presunto
- Linguiça
- Cachorros quentes
- Frango
- Calabresa

Legumes
- Rúcula
- Espargos
- Bok Choy
- Brócolis
- Repolho
- Couve-flor
- Aipo
- Acelga
- Saladas (alface romana etc.)
- Pepino
- Berinjela
- Endívia
- Erva-doce
- Alho
- Feijão verde
- Pimenta jalapeno
- Salsinha
- Rabanete
- Espinafre
- Abobrinha

Condimentos
Molho Tabasco
Tapatio (encontrado na maioria das mercearias latinas)

Molho De Asa
Molho De Pimenta Sriracha
Molho de soja
Sal e pimenta
Traço
Lite Salt Morton's
Pães
Pão de Jejum (observe a contagem de carboidratos)
Bebidas
Água com gás
Refrigerante diet
Bebidas eletrolíticas dietéticas
Água engarrafada
Café
Chá
Álcool (vodka e bebidas alcoólicas)
Misturadores de álcool sem açúcar

CAPÍTULO 3: RECEITAS

Jejum amigável e receitas fáceis de preparar

Neste capítulo, você encontrará mais de 130 receitas aprovadas para Jejum Intermitente. Você encontrará deliciosas receitas que são super fáceis de preparar para o café da manhã, almoço, jantar, lanches e até mesmo sobremesas.

Estas receitas são exatamente as mesmas que eu usei, assim como muitas outras para conseguir a perda de peso e mantê-la; tudo enquanto desfruta de comida que você ama. As receitas que se seguirão farão com que você comece bem. Você vai ter que experimentar algumas refeições novas e fantásticas que farão você se sentir animado e fresco. Eles ajudam a livrar o corpo de toxinas e ajudam a proteger o cérebro e o sistema nervoso.

Lembre-se de misturar, divertir-se e tornar estas receitas suas. Apreciar!

185

MISTURAS E DESJEJUM

Muitos disseram que o café da manhã é a refeição mais importante do dia, embora isso possa ser verdade, eu ainda acho que você deve ir sentindo, se você não está com fome, simples, não come. Com isso dito, incluí algumas receitas rápidas e fáceis de fazer, pois muitos de vocês estão em movimento e simplesmente não têm tempo pela manhã para preparar uma frigideira e começar a fazer um enorme café da manhã estilo country. Eu tenho certeza que você vai gostar muito das seguintes receitas.

Caçarola de café da manhã com creme de leite

Porções 8 - tempo de preparação: 5 minutos - tempo de cozimento: 35 minutos

A caçarola é uma ótima refeição de manhã, a única coisa sobre esta receita é que leva um pouco mais para fazer do que as outras receitas de manhã, mas tudo bem. Eu guardo este para um sábado ou quando eu tiver um pouco mais de tempo na cozinha. Demora 50 minutos para fazer, e a receita vai te dar 2 porções, mas com certeza é saudável.

Ingredientes:

• 5 ovos

• 3 tiras de bacon cozidas, picadas grosseiramente

• 1 xícara de espinafre fresco

• 1/2 xícara de abóbora, picada

• 1/2 xícara de cogumelos frescos, fatiados

• 1/2 xícara de abóbora amarela picada

• 1/4 xícara de cebola roxa picada

• 1 pitada de alho em pó

•Sal e pimenta a gosto

Instruções:

1. Pré-aqueça o forno a 350 graus.

2. Combine todos os ingredientes em uma tigela de tamanho médio, exceto para o tempero. Misture bem.

3. Em seguida, adicione o alho em pó com sal e pimenta a gosto.

4. Escove o fundo e os lados da assadeira com óleo de coco.

5. Deite a mistura.

6. Coloque dentro do forno pré-aquecido. Deixe cozinhar a 350 graus por 45 minutos.

7. Quando cozido, coloque em um rack de arrefecimento e, em seguida, sirva.

Nutrição Por dose 1 porção Calorias: 500 Gordura: 40 Carboidratos: 2g Proteína líquida: 44

Salsicha e Ovos

Porções 1 - tempo de preparação: 5 minutos

Ingredientes:

• 3-4 salsicha de porco

• 2-3 ovos

• creme pesado de 3/4 xícara

• 3/4 de xícara de queijo cheddar

•2 colheres de sopa. Nata

Instruções:

1. Aqueça uma panela de ferro grande, use fogo médio, adicione o seu óleo de cozinha favorito, adicione as salsichas e tome cuidado para não queimá-las, vire-as uniformemente e abaixe o fogo levemente.

2. Escorra a gordura depois de cozida e corte em tamanhos pequenos.

3. Coloque a salsicha de lado e comece a levar os ovos e creme de leite juntos, você pode usar a gordura de salsicha e a mesma panela para cozinhar os ovos, adicione o queijo cheddar e cozinhe ao seu gosto, adicione a salsicha e continue mexendo

ovos e salsicha juntos, certifique-se de não cozinhar os ovos por muito tempo ou eles serão duros e não tão saborosos. Cubra com creme azedo, salsa ou suas coberturas favoritas e sirva com pão de baixo carboidrato.

Tamanho da dose por nutrição: 5 panquecas Calorias: 400 Gordura: 32 Carboidratos: 4g Proteína líquida: 25

Bacon De Camarão

Tempo de preparação: 5 minutos
Tempo de cozimento: 8 minutos
Porções: 5
Ingredientes:
• 1 ½ xícara de cogumelos em cubos
• 5 fatias de bacon, cortadas em pedaços
• 5 onças de salmão fumado picado
• 5 onças de camarão,
• Sal e pimenta preta a gosto
• 5 colheres de sopa. de creme de coco
Instruções:
1. Aqueça uma panela em fogo baixo, adicione o bacon, mexa e cozinhe por 6 minutos.
2. Adicione os cogumelos, mexa e cozinhe por 3 minutos.
3. Adicione o salmão, mexa e cozinhe por 4 minutos.
4. Adicione o camarão e cozinhe por 4 minutos.
5. Adicione sal, pimenta e o creme de coco, mexa e cozinhe por 2 minutos. Servir quente
Apreciar!

Nutrição: calorias 400, gordura 30, fibra 2, carboidratos 5, proteína 22

Café da manhã no Novo México

Tempo de preparação: 5 minutos
Tempo de cozimento: 15 minutos
Porções: 5
Ingredientes:
• 1 xícara de molho de enchilada
• 1 ½ libras. carne de porco moída
• 1 ½ libra de chouriço mexicano picado
• Sal e pimenta preta a gosto
• 5 ovos
• 2 tomates picados
• 5 colheres de sopa de banha
• 1 xícara de cebola vermelha ou branca picada
• 2 abacates, sem caroço, descascados e picados
Instruções:
1. Use uma tigela grande, misture o chouriço e espalhe sobre uma assadeira.
2. Coloque o molho enchilada em cima de tudo uniformemente, coloque no forno a 450 graus F e asse por 10 minutos.
3. Aqueça uma panela grande com a banha em fogo baixo, adicione os ovos e misture-os.

4. Espalhe os ovos uniformemente sobre o prato cozido acabado.

5. Polvilhe sal, pimenta, cebola, tomate e abacate, divida e sirva.

Apreciar!

Nutrição: calorias 350, gordura 40, fibra 8, carboidratos 7, proteína 50

Torta de Café da Manhã Estilo de Jejum Intermitente

Tempo de preparação: 15 minutos
Tempo de cozimento: 15 minutos
Porções: 7
Ingredientes:
• 1 cebola picada
• 1 crosta de torta, jejum amigável
• 1 pimentão vermelho picado
• carne de hambúrguer de 1 libra
• Sal e pimenta preta a gosto
• 5 colheres de sopa de tempero de taco
• coentro picado
• 7 ovos
•1 Colher de Sopa. óleo de côco
•1 colher de chá. bicarbonato de sódio
Instruções:
1. Use uma panela grande com o óleo de sua escolha, em fogo baixo, adicione a carne, cozinhe bem ou a seu gosto, um pouco de rosa está tudo bem, porque você vai assar depois, misture o tempero sal, pimenta e taco.

2. Mexa mais uma vez e transfira para uma tigela grande e deixe de lado por um momento.

3. Aqueça novamente a panela em fogo alto, adicione as cebolas e o pimentão, mexa e cozinhe por 3 minutos.4. Add the eggs, baking soda, and some salt and mix well.

5. Add the cilantro, stir again and take off heat.

6. Spread the mix in the pie crust, add the veggies mix and spread over the meat, introduce in the oven at 400 degrees F and bake for 15 minutes.

7. Turn off heat and allow the pie to sit in the oven for a additional 5 minutes, allow the pie to cool off for an additional 5 minutes on the counter and serve.

Enjoy!

Nutrition: calories 200, fat 20, fiber 6, carbs 5, protein 30

Bombas de Salmão Fumado

Faz 12 bombas de gordura - tempo de preparação: 5 minutos, 30 minutos de tempo frio

Salmão defumado pode ser encontrado em lojas de clubes como Costco, Sam e outros, e seu supermercado favorito. Sim, é um pouco caro às vezes, mas eu opto por variedades mais baratas, pois são inteiramente as mesmas, é uma questão de gosto.

Ingredientes:
• ½ xícara de creme de queijo
• ½ xícara de manteiga
• 2-3 onças de salmão defumado
• 2 colheres de chá de suco de limão
• Rachadura de pimenta preta ou endro fresco

Instruções:
1. Coloque uma assadeira e um pedaço de papel vegetal no balcão

2. Pegue uma tigela pequena e misture o cream cheese, a manteiga, o salmão e o suco de limão.

3. Use uma colher e coloque a mistura na assadeira. Idealmente, você quer fazer 12 pequenos montes de bombas.

4. Coloque as pequenas bombas em sua assadeira na geladeira por 30 minutos, se não for definido ainda atirar por uma hora.

5. Guarde as bombas no recipiente de sua escolha na geladeira por cerca de 5 dias.

Tamanho da dose: 1 bomba Calorias: 69 Gordura: 20g Carboidratos líquidos: 0g Proteína líquida: 10g

Pizza Fat Bombs

Se você sentir falta da pizza, certamente adora esta receita. Estes fazem 6 bombas de gordura.

Ingredientes:
• 14 fatias de pepperoni
•   2 colheres de sopa. pesto de tomate seco ao sol
• 4 oz. creme de queijo
•   2 colheres de sopa. picado, manjericão fresco
• 8 azeitonas pretas sem caroço ou veggie de escolha
•   Sal e pimenta a gosto

Instruções:
1. Corte azeitonas e pepperoni em pedaços pequenos.
2. Misture tudo junto.
3. Forme 6 bolas e guarneça com manjericão, legumes e calabresa.
4. Aproveite este deleite saboroso.

Tamanho por porção: 1 pizza slice Calorias: 510 Gordura: 57g Carboidratos líquidos: 4g Proteína líquida: 15g

Barcos de pepino

Porções 1 - tempo de preparação: 5 minutos tempo de cozimento: 5 minutos

Ingredientes:
• 2 fatias finas de pepino, cortadas no sentido do comprimento
• 2 pedaços de carne cortada a frio, a sua escolha
• 2 pedaços de queijo cheddar

Método:
1. Monte uma fatia de pepino com uma fatia de corte frio e um pedaço de queijo cheddar.
2. Role-os juntos. Repita o processo com as outras peças e coma em movimento.

Serve 1 pessoa (ingredientes para mais)

Nutrição por dose Tamanho: 1 barco Calorias: 80 Gordura: 8g Carboidratos líquidos: 3g Proteína líquida: 12g

Abacate e Ovo

4 porções - Tempo de preparação: 5 minutos Tempo de cozimento: 5 minutos
Qual veio primeiro o abacate ou o ovo? Não importa. Você vai amar isso.
Estes fazem 1 porção.

Ingredientes:
- 4 ovos
- 2 abacates
- Um pouco de sal e pimenta
- Alguma manteiga para fritar os ovos

Instruções:
1. Frite os ovos no fogão com um pouco de manteiga.
2. Fatie o abacate ao meio, retire a semente e substitua com o ovo frito.
3. Repita com o outro ovo e abacate metade.
4. Tempere com um pouco de sal e pimenta. Bom apetite!

Tamanho por peso: 1 Abacate Egg Munchies Calorias: 520 Gordura: 45g Carboidratos líquidos: 3g Proteína líquida: 30g

www.ingramcontent.com/pod-product-compliance
Lightning Source LLC
Chambersburg PA
CBHW051720020426
42333CB00014B/1079